Ulrike Henning

ABC der Zitrone

Heilanwendungen

Verlag Peter Erd · München

Die in diesem Buch aufgeführten Ratschläge wurden von Autor und Verlag sorgfältig geprüft. Eine Garantie bzw. Haftung kann jedoch nicht übernommen werden.

1. Auflage 1999
Umschlaggestaltung: Sonya Mayer
Umschlagbild: Mauritius Bildagentur, Mittenwald
Redaktion: Dr. Heike Drechsler
Lektorat, Satz, Gestaltung: Sonya Mayer
Copyright © Verlag Peter Erd, München 1999
Alle Rechte, auch die des auszugsweisen Nachdrucks, der Übersetzung und jeglicher Wiedergabe, vorbehalten.

ISBN 3-8138-0508-5

Inhaltsverzeichnis

Einleitung — 7

Erschmecken Sie sich den Weg zu Ihrer Gesundheit — 9

Über die Zitrone — 11
 Die Zitrone botanisch: strotzender Baum, ungewöhnliche Beeren 11 · Wie sich die Zitrone weltweit ausbreitete 12 · Die Herkunft unserer Zitronen 13 · Zitronenbräuche 14 · Verwendung früher und heute 16

Inhaltsstoffe und Eigenschaften — 18
 Zitronensäure 19

Zitronen einkaufen und aufbewahren — 21
 Qualitätsmerkmale 21 · Künstliche Behandlung durch chemische Zusätze 21 · Aufbewahrung 23

Wenn das Leben Ihnen eine Zitrone schenkt ... : Anwendungen — 25
 Zitronengetränke 25 · Zitronenwasser 26 · Zitronenmolke 26 · Heillimonade: Zitrone intensiv 26 · Geeignetes Wasser für Ihren Zitronensaft 28 · Süßen 29 · Zitronenwürze 30 · Aufguß aus Blättern des Zitronenbaumes 31 · Zitronentinktur 31 · Zitronenöl 32 · Zitronensäure homöopathisch 32

Wenn Sie die Zitrone zu Heilzwecken einsetzen — 33
 Beachten Sie bitte 33 · Zitronenunverträglichkeit? So können Sie sich testen 34 · Mögliche Kontraindikationen der Zitrone 35 · Magenschmerzen auf Zitronensaft 36

Krankheit, individuelles Kranksein und Sein — 37

Heilanwendungen A - Z 39

Abwehrschwäche 40 · Akne 42 · Appetitmangel 44 · Arteriosklerose, erhöhte Cholesterinwerte und Durchblutungsstörungen 46 · Blähungen 49 · Darmsanierung 51 · Energiemangel 54 · Entgiften – Schadstoffelimination 56 · Erkältungskrankheiten 59 · Gallenbeschwerden 62 · Gedächtnis- und Konzentrationsstörungen 65 · Halsschmerzen 66 · Hautflecken: Sommersprossen und Altersflecken 68 · Herpes an den Lippen 69 · Herzbeschwerden 71 · Heuschnupfen und andere Allergien 72 · »Kater« 74 · Kinder, Befindensstörungen der 75 · Kopfschmerzen 78 · Leberfunktionsschwäche 81 · Lungen- und Bronchialerkrankungen 83 · Magenleiden 85 · Menstruationsbeschwerden 88 · Mundgeruch 90 · Nagelpflege 91 · Nasennebenhöhlenentzündungen 92 · Nervosität, Gereiztheit 94 · Nierensteine 96 · Pilzerkrankungen 98 · Schnittwunden 101 · Schwangerschaft und Stillzeit 102 · Schwermut und Traurigkeit 104 · Schwindel 107 · Sonnenbrand 109 · Übergewicht 110 · Venenleiden 112 · Wasseransammlungen im Gewebe 114 · Wurmkrankheiten 115 · Zahnfleischerkrankungen 117 · Zellulitis 119

Anhang 122

Der Meister-Reiniger: Fasten mit Zitrone, Ahornsirup und Cayennepfeffer 122 · Literaturverzeichnis 124 · Bezugsquellen 124

EINLEITUNG

Schon als Kind hatte ich es immer mit Zitronen zu tun. Im Haushalt meiner Großmutter gab es regelmäßig »Rohkost«: geriebene Möhren mit Zucker und viel Zitrone. Meine Mutter bereitete oft frisch gepreßten Zitronensaft, vor allem dann, wenn wir in der Schule besondere Leistungen vollbringen sollten, oder wenn wir uns aus irgendeinem Grund nicht wohl fühlten. Und so war es für mich ganz selbstverständlich, daß ich später in meiner Naturheilpraxis meinen Patienten Zitronen empfahl.

Ich horchte erst richtig auf, als eine Patientin, die ihr Leben lang erfolglos versucht hatte abzunehmen, mit Hilfe der Zitrone ihr Gewicht plötzlich ganz erheblich reduzieren konnte.

Als dann noch in einem Seminar über biologische Krebsbehandlung die stoffwechselfördernden Eigenschaften der Zitrone erläutert wurden, war mein Interesse endgültig geweckt. Schließlich hatten die Krebsforscher P.G. Seeger und Schacht erstmals 1956 nachgewiesen, daß Krebswachstum aufhört, wenn die Zellatmung angeregt wird. Und genau das tut die Zitrone: Von allen unseren Nahrungsmitteln hat sie den höchsten Gehalt an Zitronensäure und spielt damit eine wichtige Rolle in dem für den Zellstoffwechsel bedeutsamen Zitronensäurezyklus.

Besonders aufgrund dieser Tatsache habe ich mich der Entwicklung von Heilrezepten mit Zitrone gewidmet.

Ich begann, den Verlauf der Zitronenbehandlung unter dem Dunkelfeldmikroskop zu beobachten und zu dokumentieren, um die Wirkung der Zitrone nachvollziehen zu können. Anders als unter dem herkömmlichen Mikroskop sieht man unter dem Dunkelfeldmikroskop das Blut in seiner lebendigen Dynamik: Aus dem Verhalten der Zellen und Mikroorganismen lassen sich Rückschlüsse auf den Gesundheitszustand des Körpers und die Vitalität des Menschen ziehen.

Dieses Buch gibt die besten in meiner Praxis erprobten Rezepte wieder. Schon Hippokrates hat empfohlen: »Lasset Eure Nahrungsmittel Eure Heilmittel sein.« Dies, meine ich, sollte die Basis jeder natürlichen Medizin sein. Ich freue mich, mit diesem Buch hierzu einen Beitrag leisten zu können.

ERSCHMECKEN SIE SICH DEN WEG ZU IHRER GESUNDHEIT

Dieses Buch ist voll von Hinweisen, Anwendungsmöglichkeiten und Rezepturen. Aber das ist nur die eine Seite der Geschichte. Die andere Seite bezieht sich auf die Art und Weise, wie *Sie* diese Dinge zu sich nehmen, *Ihre* persönliche sinnliche Wahrnehmung, die Bewußtheit des Augenblicks. Diese Seite soll hier nur einmal erwähnt werden und kann von Ihnen mit jedem einzelnen Kapitel, mit jedem einzelnen Rezept mitgelesen und mitgedacht werden.

Es hat sich immer wieder erwiesen, daß es zwar richtig und gut ist, das richtige Nahrungsmittel zur rechten Zeit zu sich zu nehmen, daß die Wirkung aber noch viel besser und der Gesundheit förderlicher ist, wenn man ein Getränk nicht einfach nebenbei in sich hineinkippt oder sein Essen unbewußt einschiebt, während man die Zeitung liest oder telefoniert, sondern wenn man ganz bei der Sache ist:

Wenn Du ißt, iß. Wenn Du trinkst, trinke.

Schon bei der Zubereitung beispielsweise der Heillimonade können Sie ganz bei der Sache sein: Fühlen Sie, wie es sich anfühlt, während Sie die Zitrone schälen, riechen Sie den Duft, spüren Sie, wie die Wahrnehmung des Geruchs die Geschmacksnerven vorbereitet. Und wenn Sie dann trinken, schmecken, fühlen, sehen und riechen Sie jeden einzelnen Schluck vom Glas bis in Ihren Magen hinunter.

Bleiben Sie auf diese Art in Kontakt mit sich. Sie können immer wieder in sich hineinhorchen und sich wieder wahrnehmen. Hat sich etwas verändert?

Wenn Sie mehrmals am Tag davon trinken, lohnt sich dieses »In-den-Körper-horchen« besonders morgens früh beim Aufwachen. Vielleicht bemerken Sie, daß Sie weniger verschleimt sind (wenn Sie sonst dazu tendieren), vielleicht stellen Sie mehr Vitalität im Körper fest, vielleicht stehen Sie heute gern auf, einfach so, weil Sie einfach Lust zum Aufstehen haben.

Wenn Sie so an die Sache herangehen, werden Sie feststellen, daß die Heilwirkungen dadurch potenziert werden, und Sie versetzen sich auf diese Weise selbst in die Lage, die für Sie optimalen Rezepturen und Mischungsverhältnisse zu finden.

ÜBER DIE ZITRONE

Die Zitrone botanisch: strotzender Baum, ungewöhnliche Beeren

Die Zitrone wächst an einem kleinen, drei bis sechs Meter hohen Baum aus der Familie der Rautengewächse. Dieser vor Vitalität strotzende Baum mit seinen kräftigen, meist dornenbesetzten Ästen und seinen immergrünen Blättern blüht fast das ganze Jahr hindurch. Eine Blüte nach der anderen öffnet sich, und die Früchte wachsen in allen Reifestadien heran. Die vier bis fünf Zentimeter großen Blüten verströmen einen intensiven, aromatisch süßen Duft. Die jungen Blüten sind zunächst rosarot, nach dem Aufblühen verfärben sie sich weißlich.
Zitrusfrüchte gelten botanisch als Beerenfrüchte. Die Zitrone ist allerdings eine große, ziemlich ungewöhnliche Art von Beere: sie hat drei Hautschichten: eine dünne, duftende, gelbe Außenhaut, die die Schale ausmacht, die weißliche Mittelhaut und die Innenhaut, die die Trennschichten zwischen den Segmenten bildet. Von der Innenhaut wachsen Saftbläschen zur Mitte, die die Segmente mit Fruchtfleisch und bis zu acht Samen ausfüllen.
Einzigartig an der Zitrone ist, daß sie sauer bleibt. Der bei anderen Früchten übliche Zuckerbildungsprozeß vollzieht sich bei ihr nur andeutungsweise.
Die ätherischen Öle bilden sich hauptsächlich in der Schale der reifen Früchte, sie kommen aber auch in den hellgrünen, eiförmigen Blättern vor.
In früheren Bräuchen wurde die Zitrone hoch gelobt: meistens ist jedoch nicht »unsere« Zitrone, die *Citrus limonum*, gemeint, sondern die verwandte Zedrat-Zitrone.

Die Zedrat-Zitrone, *Citrus medica*, ist ein kleiner, bis zu drei Meter hoher Strauch, dessen Früchte groß, länglich und bis zu zwei Kilo schwer sind. Die gleichfalls gelbe Schale der Zedrat-Zitrone ist sehr dick, und entsprechend enthält sie nur wenig Fruchtfleisch. Aus dieser Schale wird das zum Backen beliebte Zitronat oder Sukkade hergestellt. Dazu werden die Schalen unreifer Früchte zunächst in Salzwasser konserviert, später dann gekocht und kandiert.

Die Limone gewinnt heutzutage bei uns immer mehr an Beliebtheit. Sie gibt mehr Saft als die Zitrone, enthält aber nicht soviel Vitamin C. Ansonsten hat sie ungefähr die gleichen medizinischen Vorzüge wie »unsere« gelbe Zitrone und kann für die in diesem Buch beschriebenen Anwendungen ebenfalls verwendet werden.

Aus der süßen Zitrone, der *Citrus limetta*, wird hauptsächlich Saft hergestellt, da die Früchte nicht sehr lange haltbar sind. Der Saft schmeckt süßlich, manche finden ihn allerdings etwas fade. Dennoch kann es eine Wohltat sein, wenn man ihn im tropischen Asien als frisch gepreßten »Sweet lime juice« bestellt und wie Orangensaft unverdünnt genießt.

Wie sich die Zitrone weltweit ausbreitete

Vor ihrer Verbreitung über die Welt wuchsen die ersten Zitronen vermutlich in den Bergwäldern im Nordosten Indiens, an den Südhängen des östlichen Himalaja, wo es heute noch in den Tälern von Kumanon und Sikkim Wildstandorte geben soll. Auch im Tal von Nepal sollen wildwachsende Zitronen existieren, die einen besonders feinen Geschmack besitzen.

Kultiviert wurde die Zitrone wahrscheinlich erstmals in Hinterindien im vierten bis fünften Jahrhundert nach Christus.

Wann sie nach China gelangte oder ob sie dort auch ursprünglich wuchs, ist unklar. Manche Autoren meinen, sie sei erst im 12. Jahrhundert von Indien in die Südprovinzen von China gekommen. Andere vertreten die Auffassung, schon Konfuzius hätte sie erwähnt, und sie sei bereits im fünften Jahrhundert in China angepflanzt worden.

Als gesichert gilt, daß die Zitrone im achten Jahrhundert von Indien nach Persien gelangte und von dort aus durch die Araber in das Mittelmeergebiet bis nach Marokko und Spanien. 1002 pflanzten sie den Zitronenbaum auf Sizilien an.

Die Kreuzfahrer lernten den Zitronenbaum im 11. und 12. Jahrhundert in Syrien und Palästina kennen und pflanzten ihn gegen Ende des 11. Jahrhunderts an der Riviera an.

In Spanien und Italien gab es die ersten europäischen Zitronenkulturen, in den Annalen von Genua werden zum Jahr 1369 erstmals fruchtende Zitronenbäume erwähnt.

Von Europa aus wurde die Zitrone dann durch Kolumbus 1493 weiter westwärts in die Neue Welt nach Haiti verbreitet.

Die Herkunft unserer Zitronen

Intensive Wärme in Zusammenhang mit Wässrig-Feuchtem ist ein wichtiges Lebenselement für den Zitronenbaum. Er verträgt absolut keinen Frost.

Für den frischen Verzehr wird die beste Qualität im erdumspannenden Argumengürtel zwischen dem 23. und 35. Breitengrad südlich und nördlich des Äquators produziert. (Als Argumen bezeichnet man alle Zitrusarten.) Der daraus resultierende alternierende Ernterhythmus ermöglicht ein ganzjähriges Angebot der Früchte im Handel.

Hauptproduzenten sind im Mittelmeerraum Italien (Sizilien und Kalabrien), gefolgt von der Türkei, Griechenland und, mit stark steigenden Ausfuhren, Spanien. Auf dem Doppelkontinent sind es die USA (Kalifornien und Florida), Mexiko, Argentinien, Brasilien und Chile. Auch Südafrika gehört zu den Hauptanbauländern, vor allem mit der Sorte »Eureka«.
Die Erträge schwanken gegenwärtig zwischen 20 und 50 Tonnen pro Hektar.

Zitronenbräuche

Es gibt eine große Anzahl weltlich-festlicher Anlässe, bei denen die Zitrone früher nicht fehlen durfte. Auch in der geistlichen Symbolik spielt die Zitrone eine auffallende Rolle; sie galt als Sinnbild des Reinen, Vollkommenen, des Harmonischen und Unvergänglichen und damit auch als Sinnbild der Sittenreinheit. Wahrscheinlich gehen viele dieser Attribute eigentlich auf die Zedrat-Zitrone zurück, denn diese galt schon in der Antike als Symbol der Vitalität, die alles Lebensfeindliche wie Gift, Krankheiten und Tod abzuwehren vermochte. In Zeiten, in denen die Pest wütete, versuchte man sich mit Zitronen zu schützen. Obwohl die Menschen damals nichts über Hygiene wußten, nutzten sie die antibakteriellen Wirkungen der Zitrone.
Aus diesen Zeiten stammen auch die Zitronenbräuche für Anlässe, bei denen es um Tod oder Trauer geht. In manchen Regionen trugen noch bis zum Zweiten Weltkrieg die Sargträger eine Zitrone mit sich, wahrscheinlich um mit ihrem Duft den Leichengeruch abzumildern.
In anderen Regionen Deutschlands trugen nur der Pfarrer und die nächsten Angehörigen des Verstorbenen eine Zitrone in der

Hand. Diese wurde oft noch verziert, indem ein Rosmarinzweig, Gewürznelken oder Nadeln hineingesteckt wurden.
Nicht selten wurden Zitronen auch auf den Sarg in das offene Grab geworfen. Im Zunftwesen war es lange Zeit üblich, daß die Gesellen zur Beerdigung mit Fahnen oder mit Werkzeug erschienen, das mit Zitronen geschmückt war. Anschließend wurden sie dem verstorbenen Kameraden mit den Worten: »So sauer wie diese Zitrone, so sauer war auch Dein Leben« in das Grab geworfen.
Im Zusammenhang mit Hinrichtungen wird die Zitrone in verschiedenen Teilen Europas immer wieder erwähnt.
In Indien sollen die Witwen, die ihren verstorbenen Ehemännern auf den Scheiterhaufen gefolgt sind, eine Zitrone in der Hand gehalten haben.
Die Zitronen leuchteten aber auch bei Anlässen, die Freude und Neubeginn bedeuten, wie Geburt, Taufe, Konfirmation und Hochzeit. So war es etwa bei Hochzeiten üblich, daß Geistlichen, Trauzeugen, Brautjungfern oder Gästen Zitronen überreicht wurden, die mit einem Rosmarin- oder Myrtenzweig bespickt waren.
Wahrscheinlich versiegten diese Bräuche allmählich, weil niemand mehr ihren eigentlichen Sinn ausmachen kann.
In der Kunst waren die Zitronen zunächst als religiöses Symbol von Bedeutung. Sie erschienen des öfteren als Marien- oder Madonnenattribute und verkörpern Reinheit und mütterliche Stärke. Später wurden sie auch in der weltlichen Malerei zu einem gern gewählten Motiv, besonders bei Stilleben.

Verwendung früher und heute

Als erfrischendes Getränk besitzt die Verwendung von Zitronensaft zusammen mit Wasser und anderen Zutaten offenbar eine sehr lange Tradition und war im alten China ebenso anzutreffen wie auf den Seidenstraßen in der Mongolei und in Persien. Nach der Einfuhr in Europa wurde die »Limonata« oder der »Sorbet« hier ebenso populär, so daß im Frankreich des 17. Jahrhunderts ein besonderer Stand der »Limondiers« entstand, der ein Vorgänger der Cafetiers war.

Mit der Entwicklung der Seefahrt hatte man auch den Wert der Zitrone als Mittel gegen die gefürchtete Seefahrerkrankheit Skorbut erkannt. Als man nämlich herausfand, daß es reiner Vitamin-C-Mangel war, der die Zähne locker und die Männer schwach werden ließ, gab man den Seeleuten Zitronen mit auf das Schiff.

Vom 16. Jahrhundert an begannen die Portugiesen, Zitronenbäume als lebende Vorsorgestationen auf der Insel St. Helena zu pflanzen. Ihnen folgten bald weitere Zitronenkulturen entlang der westafrikanischen Küste, in Südafrika, auf Madeira und auf den Azoren.

Die britische Admiralität gab sogar Befehl, auf allen Schiffen Vorräte von Zitronen mitzuführen und regelmäßig Zitronensaft an die Mannschaft auszugeben. Von da an waren die britischen Seeleute nur noch die »Limeys«.

Industriell wurde der eingedickte Saft lange Zeit für die Herstellung von kristallisierter Zitronensäure (Kalziumzitrat) genutzt.

Heutzutage wird Zitronensäure im Labor meist durch Fermentation von Zuckerlösungen im Zusammenwirken mit dem Schimmelpilz Aspergillus Niger hergestellt. Diese Zitronensäure wird sehr vielseitig genutzt: beispielsweise in der Lebensmittel- und Getränkeindustrie zur Einstellung von sauren Geschmacksrichtungen und zur Stabilisierung von Aroma und Aussehen, ferner als Zusatz von Futtermitteln sowie zum Entfernen von Kalk- und Rostschichten.

Die bei der Zitronensaft- und -ölherstellung anfallenden Fruchtreste werden zur Pektin- und Melasse-Produktion weiterverarbeitet.

In der Küche ist die Verwendung von Zitronen eine unentbehrliche Selbstverständlichkeit geworden. Hauptsächlich wird der Saft verwendet, die Schale bleibt für Dekorationszwecke oder dient als Würzmittel par excellence.

Das aus der Schale gewonnene Zitronenöl wird in der Kosmetik und Dufttherapie eingesetzt, es wird aber auch bei der Spirituosenherstellung genutzt.

Der kräftige Zitronenbaum dient bei der Kultur von Apfelsinen, Grapefruits und Mandarinen gern als Pfropfunterlage.

Medizinisch hatte die Zitrone aufgrund ihrer vielseitigen Eigenschaften schon immer einen besonderen Stellenwert: Allen voran wird sie hauptsächlich wegen ihrer antibakteriellen Wirkstoffe zusammen mit dem Vitamin-C-Gehalt geschätzt. Heutzutage ist sie unentbehrlicher Bestandteil von vielen Hausmitteln. Auch wird die Zitronensäure in potenzierter, also in homöopathisch aufbereiteter Form von der pharmazeutischen Industrie angeboten.

Inhaltsstoffe und Eigenschaften

Am berühmtesten ist der hohe Vitamin-C-Gehalt der Zitrone: Er liegt bei zirka 60 mg pro 100 g frisch gepreßtem Saft. Außerdem enthält die Zitrone noch Provitamin A, die Vitamine B1 und B6.

Eine Zitrone liefert etwa 30 g Saft. Er besteht zu 90 Prozent aus Wasser und bis zu 8 Prozent aus Zitronensäure. Dieser organischen Fruchtsäure stehen 0,8 g pro 100 g Fructose (Fruchtzucker) gegenüber. Wegen dieses geringen Zuckeranteiles hat eine Zitrone auch nur zirka 10 Kalorien.

Obwohl die Zitrone so sauer schmeckt, wird die ausgereifte Frucht basisch verstoffwechselt. Sie wirkt also trotz ihrer Säure alkalisch, denn sie besteht aus einem hohen Anteil von hauptsächlich basisch wirkenden Mineralien: Kalium, Kalzium, Magnesium, Natrium, Eisen, Kupfer, Zink, Silizium und Schwefel.

Wie bei allen Zitrusfrüchten, können die Kerne und Häute mitgegessen werden. Die weiße Haut und die Fruchthäutchen innen enthalten neben Vitamin C viel Bioflavonoide. Zusammen mit dem Vitamin C kräftigen die Bioflavonoide die Blutgefäße, erhöhen die anti-viralen, anti-entzündlichen und anti-allergischen Prozesse im Körper und unterstützen den Körper bei der Bekämpfung von Erkältungskrankheiten.

Auch die Zitronenschale ist, ebenso wie die Schale der Limone, verdaubar und nützlich, im Gegensatz zu der Schale der Orange, Grapefruit und Mandarine. Sie enthält 0,7-1,4 Prozent des aromagebenden Zitronenöles und ist daher als Würz- und Heilmittel so beliebt. Allerdings sollten Sie davon nicht zuviel verzehren, da sie schwer im Magen liegt.

Die chinesische Medizin berücksichtigt die thermischen Qualitäten von Nahrungsmitteln. Die Zitrone wirkt demnach abkühlend auf unseren Körper.

Zitronensäure *(acidum citricum)*

Der Zitronensaft ist eine ganz besondere Substanz: Er kann mit weniger Änderung im Körper umgewandelt werden als jede andere Substanz, denn er enthält die für den menschlichen Körper in vielerlei Hinsicht unentbehrliche Zitronensäure. Sie kommt in geringerer Menge auch in anderen Früchten vor, besonders in anderen Zitrusfrüchten und in Johannisbeeren. Sie wird als natürliches Zwischenprodukt (Metabolit) im menschlichen Stoffwechsel gebildet, ist also nicht körperfremd. Die Zitronensäure ist von besonderer Bedeutung für den Stoffwechsel einer jeden Zelle, denn sie ist eine wichtige Schaltstelle im Zitronensäurezyklus, welcher die Drehscheibe unseres Gesamtstoffwechsels darstellt. Endprodukte des Fett-, Eiweiß- und Kohlenhydratstoffwechsels werden in den Mitochondrien einer jeden Körperzelle u.a. mit Hilfe der Zitronensäure in Wärme und chemische Energie umgewandelt und gespeichert. Träger dieses Energiepotentials ist das Adenosintriphosphat (ATP), das in der Atmungskette aus Adenosindiphosphat (ADP) und anorganischem Phosphat gebildet wird.
Einfach ausgedrückt: Die Zitronensäure aktiviert die Zellatmung, und der Zitronensäurezyklus ist die bedeutendste Energiequelle des Stoffwechsels.
Die Zitrone hat einen sehr hohen Gehalt an Zitronensäure, das bedeutet, daß schon wenig Saft eine Menge bewirken kann und Sie ihn nicht nur wegen des sonst zu sauren Geschmackes mit Wasser oder anderen Säften verdünnt trinken sollten.

In der Medizin kann Zitronensäure bei jeder Krankheit in jeder Phase verwendet werden.
Wenn Sie Zitronensaft nicht vertragen, können Sie die Zitronensäure auch homöopathisch einnehmen.

ZITRONEN EINKAUFEN UND AUFBEWAHREN

Qualitätsmerkmale

Zitrusfrüchte reifen nach dem Pflücken nicht nach. Daher ist es wünschenswert, auf Märkten und in den Läden ein entsprechendes Angebot an reif geernteten Früchten vorzufinden. Das ist aber leider nicht immer so.
Eine gut ausgereifte Zitrone ist rundherum gelb. Sieht man noch grüne Flecken auf der Schale, so spricht das für Unreife mit weniger Saft. Viel Abfall und wenig Saft verspricht auch eine Zitrone, die von einer dicken, holprigen und rauhen Schale umhüllt ist. Wenn Sie eine Zitrone in die Hand nehmen, die sich für ihre Größe relativ leicht anfühlt, so ist sie wahrscheinlich alt und ausgetrocknet. Die besten Früchte erhalten Sie, wenn Sie bei der Auswahl solche bevorzugen, die eine schön gelbe, dünne und ebenmäßige Schale aufweisen, und solche, die sich für ihre Größe relativ schwer anfühlen.

Künstliche Behandlung durch chemische Zusätze

Üblicherweise werden heute alle Südfrüchte stark behandelt; zuerst werden die Bäume mit Insektenvernichtungsmitteln, dann werden die Früchte mit Konservierungsstoffen gespritzt. Auch werden sie in sogenannte »Reinigungsbäder« getaucht und/oder mit Einwachsmitteln gegen Austrocknen behandelt. Diesem Wachs wird gegen Fäulnis und Pilzbefall Diphenyl

(E230), Orthophenylphenol (E231) oder Thiabendazol (E233) beigegeben. Manchmal kommen diese Mittel auch in das Einwickelpapier. Die Angabe des Oberflächenbehandlungsmittels ist bei Zitrusfrüchten vorgeschrieben.

Es ist bekannt und anerkannt, daß Diphenyl ein krebserregender Stoff ist. Unverständlich ist daher, weshalb der früher obligatorische Zusatz: »Schale nicht zum Verzehr geeignet« heute weggelassen werden darf, obwohl derart behandelte Schalen nach wie vor ungenießbar sind.

Im GU-Kompaß »E Nummern« von 1997 nimmt man keine toxischen Wirkungen dieser Substanzen an, andererseits wird jedoch behauptet, daß Arbeiter, die diesen Stoffen ausgesetzt waren, über Übelkeit und Erbrechen geklagt hätten und eine endgültige toxikologische Beurteilung noch ausstünde.

Die Schale ist wie die Haut des Menschen: sie läßt Stoffe in beide Richtungen durch. Die bekannten Krebsforscher Seeger und Schacht haben schon 1959 mit Hilfe der elektrochemischen Zellatmungsmessung nachgewiesen, daß nicht nur das Diphenyl behandelter Zitronenschalen, sondern auch der Saft dieser Zitronen die Zellatmung um 50 Prozent senkt, eben infolge der Schädigung der Fermente der Atmungskette in den Zellen. Proportional zur verringerten Zellatmung steigt die Vermehrungsquote von Krebszellen. Im Klartext heißt das: mit Diphenyl konservierte Früchte wirken kanzerogen.

Ferner wird auch die Sauerstoffbindungskapazität der roten Blutkörperchen stark herabgesetzt, weil das Hämoglobin durch Diphenyl geschädigt und zerstört wird. In Anbetracht dieser Tatsachen ist die öfter gehörte Empfehlung, behandelte Zitronen heiß und gründlich abzuwaschen, unbedeutend.

Meine Empfehlung lautet vielmehr: Betrachten Sie behandelte Zitronen als Giftmüll. Eine Frucht, die für Heilzwecke eingesetzt wird, sollte selbst ganz heil sein.

Garantiert unbehandelte Früchte, die auf, wenn überhaupt nötig, nur biologisch gedüngten Bäumen gewachsen sind, bekommt man nur im Naturkostladen oder im Reformhaus. Sie sind dort nicht unbedingt teurer als die einzelne Zitrone mit dem Aufkleber »naturbelassen« aus dem Supermarkt. Mit diesem »naturbelassen« ist gemeint, daß die Schale der Früchte eine gewisse Zeit vor der Ernte nicht mehr gespritzt und nach der Ernte nicht behandelt wurde. Es sagt aber nichts darüber aus, wie die Zitrone während ihres Wachstums am Baum behandelt wurde oder wie mit dem Zitronenbaum umgegangen wurde.

Die Zitrone aus dem biologischen Anbau konnte sich ihrer Natur gemäß als Zitrone optimal entwickeln, sie ist unbeeinflußt von Chemikalien und konnte daher wichtige Vitalstoffe voll ausbilden. Und diese Stoffe nehmen wir auf, wenn wir sie verzehren.

Aufbewahrung

Im Dunkeln, kühl, aber nicht kalt, läßt sich die Zitrone gut drei Wochen aufheben. Dafür bietet sich das Gemüsefach im Kühlschrank an. Ein paar Tage lang können Sie die Zitrone auch dekorativ offen in einem luftigen Korb in der Küche liegen lassen. Andere Früchte reifen schneller, wenn Sie Zitronen in deren unmittelbare Nähe legen, da Zitronen Duftstoffe und Äthylen an die Luft abgeben.

Eine angeschnittene Zitrone trocknet nicht so schnell aus, wenn sie mit der Schnittfläche nach unten auf einen Porzellanteller gelegt wird.

Wenn Sie der Zitrone nur ein paar Tropfen entnehmen möchten und deshalb nicht die ganze Frucht aufschneiden möchten, können Sie ein kleines Loch in die Schale stechen. Sie können dann den Saft tröpfchenweise auspressen.

Den Saft oder das pürierte Fruchtfleisch können Sie auch einfrieren: Im Eiswürfelbehälter lassen sich so Überschüsse bis zu zwölf Monate lang aufbewahren.

Wenn das Leben Ihnen eine Zitrone schenkt ... : Anwendungen

Zitronengetränke

Um aus einer Zitrone, die Sie auspressen möchten, ein Maximum an Saft herauszuholen, können Sie die Zitrone auf der Tischplatte kräftig hin- und herrollen, so daß ihre Saftstränge aufplatzen. Falls Sie die Zitrone frisch aus dem Kühlschrank geholt haben, erleichtern Sie sich das Auspressen, wenn Sie die Zitrone zunächst erwärmen, sie zum Beispiel ein Weilchen in warmes Wasser legen.
Purer Zitronensaft ist so sauer, daß er den Zahnschmelz angreifen kann. Berücksichtigen Sie das bitte bei seiner Verwendung und wenden Sie den Saft, falls nicht ausdrücklich anders angegeben, immer verdünnt an. Oder ziehen Sie den puren Saft mit einem Strohhalm in den Rachen oder spülen Sie Ihren Mund nach dem sauren Genuß gut aus. Das meiste Vitamin C von Zitrusfrüchten nehmen Sie auf, wenn Sie den Saft sofort nach dem Auspressen trinken.
Wenn Sie Zitronensaft gern als Heißgetränk trinken, vermengen Sie den Saft nur mit heißem Wasser. Zitronensaft sollte möglichst nie, wenn überhaupt, nur aus Haltbarkeitsgründen, gekocht werden.
Um sich vor Keimen und Verunreinigung zu schützen, ist es nötig, die Zitronen vor Verwendung zumindest mit Wasser abzuspülen oder besser noch, sie mit einem biologischen Spülmittel abzuwaschen, selbst wenn Sie sie nur aufschneiden wollen, um sie zu entsaften.

Zitronenwasser

Sie können Ihr Trinkwasser dezent mit etwas Zitronenaroma beleben, indem Sie einfach eine oder auch nur eine halbe Scheibe hineingeben.
Für ein kräftig nach Zitrone schmeckendes Getränk lassen Sie zwei in dünne Scheiben geschnittene Zitronen in einem Liter Wasser eine Stunde lang ziehen, bevor Sie es trinken. Die Scheiben können im Wasser liegenbleiben.

Zitronenmolke

Verdünnen Sie frisch gepreßten Zitronensaft oder pürierte Zitrone mit Molke nach Geschmack.

Heillimonade: Zitrone intensiv

Im Gegensatz zu ausgepreßtem Saft schmeckt diese Limonade nicht sehr sauer, sondern voller, runder und reicher. Sie haben die Vorzüge fast der ganzen Zitrone in dieser »göttlich« schmeckenden Heillimonade.
Diese Heillimonade hat eine starke Wirkung, besonders, wenn Sie sie einen ganzen Tag nach einem gewissen Schema anwenden (siehe unten). Vergegenwärtigen Sie sich zu diesem Zweck bitte auch das Kapitel »Wenn Sie die Zitrone zu Heilzwecken einsetzen möchten«.
Sie bereiten die Heillimonade folgendermaßen zu:
Schälen oder reiben Sie die gelbe Schale vorsichtig ab.
Wenn Sie wollen, können Sie sie als Zitronenwürze aufheben.
Dann zerschneiden Sie die Frucht und pürieren sie zusammen mit Wasser in einem Mixer. Das Verhältnis Zitrone zu Wasser

sollte 1 : 9 betragen. So kommen beispielsweise auf eine mittelgroße Zitrone, die geschält 75 g wiegt, 675 g Wasser.
Bei diesem Verfahren wird das Weiße unter der Schale mitverwendet. Dadurch werden die darin enthaltenen Bioflavonoide durch das Pürieren so für den Körper aufbereitet, daß die Wirkung der Zitrone insgesamt potenziert wird.
Sie können die Heillimonade mit Honig oder Ahornsirup süßen, falls Sie nicht Diabetiker sind oder gerade eine Anti-Pilz-Diät einhalten müssen.
Am intensivsten nutzen Sie die heilkräftigen Vorzüge der Zitrone, wenn Sie diese Heillimonade rhythmisch in einer auf Sie persönlich zugeschnittenen Menge trinken: Die Faustregel, nach der Sie zwei Liter oder gar mehr am Tag trinken sollten, ist wirklich nur eine Faustregel. Viele gesundheitsbewußte Menschen haben ein schlechtes Gewissen, weil sie so viel nicht schaffen, oder quälen sich unnötigerweise, indem sie gegen inneren Widerstand trinken.
Um die für Sie ideale Trinkmenge pro Tag herauszufinden, multiplizieren Sie Ihr Körpergewicht in Kilogramm mit 30 ml. Beispiel: Frau Healthfreak wiegt 60 kg: 60 x 30 ml = 1800 ml Trinkmenge pro Tag. Nur stark schwitzende Personen benötigen mehr.
Die Dosierung der Heillimonade für den Tag errechnet sich nun folgendermaßen: Teilen Sie Ihre errechnete Trinkmenge durch zwei.
In unserem Beispiel trinkt Frau Healthfreak:
1800 ml Trinkmenge pro Tag geteilt durch zwei ergibt 900 ml Heillimonade und 900 ml Wasser oder Kräutertee. Andere Getränke wie unverdünnte Säfte, Milchgetränke, Kaffee und alkoholische Getränke zählen in diesem Fall nicht zur Trinkmenge und sollten an diesem Tag gemieden werden.
Die Heillimonade von Frau Healthfreak setzt sich aus 90 g Zitrone und 810 g Wasser zusammen.

Wie gehen Sie nun praktisch vor? Sie können die Zitronenlimonade für einen Trinktag im voraus zubereiten – länger hält sie sich nicht. Nach acht Stunden ist deutlich zu schmecken, daß die Zitrone nicht mehr »lebt«.

Innerhalb dieser acht Stunden trinken Sie die Heillimonade im halbstündigen Rhythmus mit Wasser oder Kräutertee. Zu jeder vollen Stunde trinken Sie also beispielsweise die Heillimonade und zu jeder halben Stunde Wasser oder Kräutertee. Um das Timing leichter einhalten zu können, bewährt sich eine Uhr mit Alarmfunktion. Trinken Sie pro Portion zirka 120 ml. Pausieren Sie um die Mahlzeiten herum: Trinken Sie möglichst nicht in den 15 Minuten vor und den 45 Minuten nach einer Mahlzeit. Sie verdünnen sonst Ihre wichtigen Verdauungssäfte.

Geeignetes Wasser für Ihren Zitronensaft

Der Zustand unserer Körperzellen hängt von der ausreichenden Versorgung mit Nährstoffen und von der optimalen Entsorgung von Abfallstoffen ab. Die Quantität und die Qualität des Wassers spielen hierbei eine wichtige Rolle, denn das Wasser entscheidet über den Zustand der Lymphflüssigkeit, die unsere Zellen umfließt. Durch zuviel Stoffwechselendprodukte, die nicht ausgeschieden wurden (»Altlasten«) und Stoffe, die eigentlich gar nicht in Blut- und Lymphbahnen hätten aufgenommen werden sollen, wird die Lymphe dickflüssiger, und zwischen den Zellen kann leicht ein Flüssigkeitsstau entstehen. Ein Wasser, das von Haus aus keine oder nur wenig Teilchen enthält, kann das Wasser zwischen den Zellen etwas verdünnen, so daß der osmotische Druck steigt und dadurch auch der Austausch der Zelle mit Lymphflüssigkeit. Weniger ist mehr. Die Zelle wird besser versorgt, wenn die Lymphe nicht so belastet ist! Das geschieht durch Quellwasser, welches wenig Mineralien enthält (z.B. »Volvic«) oder durch entmineralisiertes Leitungswasser. Dieses können Sie selbst durch Filtration nach dem Umkehr-Osmoseverfahren oder durch Dampfdestillation herstellen (siehe Bezugsquellen). Destilliertes Wasser zu trinken mag für manche erschreckend klingen, denen in der Schule beigebracht wurde, daß man davon stirbt. Das ist nicht so, sehr viele Menschen, auch ich selbst, trinken es seit Jahren und sind wohlauf. Im lebenden Menschen verdünnt es sich sofort mit den restlichen, zirka 70 Prozent Wasser, aus denen wir bestehen und sorgt für eine etwas weniger gesättigte Lösung und mehr Fluß im Körper.

Wenn Sie sich im Moment kein dafür geeignetes Gerät anschaffen möchten, könnten Sie Ihr Wasser 15 Minuten köcheln lassen. Es werden nicht so viele Teilchen wie bei der Umkehr-Osmose oder der Destillation entfernt, aber immerhin werden Sie vor dem nicht verwertbaren Kalk verschont, der sich auf dem Topfboden absetzt. Wenn Sie Ihr Wasser, welches wenig oder keine Teilchen enthält, mit genau einem Teil Zitronensaft zu neun Teilen Wasser vermischen, wird die Oberflächenspannung des Wassers optimal verringert, wodurch es noch besser als Medium fungiert.

Süßen

Wenn Sie die gesundheitlichen Vorzüge Ihres Zitronengetränks ohne sie zu schmälern durch Süßen geschmacklich verfeinern möchten, kommen dafür in Frage: Honig, der nicht über 45 °C erhitzt wurde, oder Ahornsirup.
Kaltgeschleuderter, unvermischter Honig enthält reichlich Enzyme, Inhibine (Wirkstoffe, die das Bakterienwachstum

hemmen) und in der Hauptsache Invertzucker. Invertzucker besteht aus Mineralien sowie Frucht- und Traubenzucker. Im Körper geht Invertzucker direkt in das Blut über. Der Blutzuckerspiegel steigt rapide an, die Bauchspeicheldrüse muß entsprechend viel Insulin bereitstellen, und dann fällt er schnell wieder ab. Für kurzfristige sportliche Leistungen zum Beispiel kann das ein erwünschter Effekt sein. Honig enthält auch viele Blütenpollen, deren positive Wirkung nicht unterschätzt werden sollte!

Auch Ahornsirup wird in verschiedenen Qualitäten angeboten. Ahornsirup vom »Grad C« enthält in der Regel die meisten Mineralien. Ein weiteres Merkmal von »Grad C« ist der niedrige Invertzuckeranteil. Er geht langsamer in das Blut über und wird auch langsamer abgebaut, so daß es nicht zu solchen Blutzuckerschwankungen kommt wie bei Honig. Das ist wichtig für Menschen mit niedrigem Blutdruck und für solche, die ihren Insulinhaushalt nicht belasten sollten. Ahornsirup wird luftdicht abgefüllt. Nach dem Öffnen beginnt er, wie süßer Obstsaft, langsam zu gären. Wenn er länger steht, fängt er auch an zu schimmeln. Diese Prozesse laufen im Kühlschrank wesentlich langsamer ab. Manche Hersteller fügen dem Ahornsirup daher gern Konservierungsstoffe zu. Die Firma Vitaquell (Naturkostladen, Reformhaus) bietet »Grad C« ohne Zusätze und Konservierungsstoffe an.

Zitronenwürze

Falls Sie es gewohnt waren, Zitronenschalen wegzuwerfen, können Sie es sich jetzt anders überlegen, denn die Schalen eignen sich hervorragend als Würz- und Heilmittel: Reiben Sie die ungespritzte und gewaschene gelbe Schale einfach ab, oder schälen Sie sie ohne das Weiße und schneiden sie dann klein. Sie können sie entweder im Backofen oder an der Luft trocknen lassen und die fertige Würze in einem Glas mit Schraubverschluß aufbewahren.

Aufguß aus Blättern des Zitronenbaumes

Die Zitronenbaumblätter wie die Rinde sind bei uns nicht handelsüblich. Beide haben vielseitige medizinische Eigenschaften: Sie wirken vor allem allgemein stärkend, schweißtreibend, beruhigend bei Nervosität und Schlafstörungen, krampfstillend, auch bei Bronchitis und Asthma.
Einen Tee aus getrockneten Blättern bereiten Sie folgendermaßen: Überbrühen Sie einen Eßlöffel voll mit einem halben Liter Wasser und lassen Sie das Ganze zehn Minuten ziehen.

Zitronentinktur

Die Tinktur wird aus der Schale hergestellt: Geben Sie die Schalen von drei mittelgroßen Zitronen in ein gut verschließbares Glas mit 200 g 90-prozentigem Alkohol. Dazu können Sie die gelbe Schale der Zitrone abreiben oder sie vorsichtig, ohne das Weiße, abschälen und kleinschneiden. Nach zwei Wochen ist die Tinktur gebrauchsfertig.

Zitronenöl

Auch das ätherische Öl der Zitrone wird aus den Schalen gewonnen. Je nach Erntezeit werden 150 bis 300 Zitronen für einen Liter Öl benötigt. Es ist besonders licht- und hitzeempfindlich. Zitronenöl besitzt so viele geschätzte Eigenschaften, daß es in keiner Aromahausapotheke fehlen sollte.
Es wirkt keimtötend, und über die Duftlampe entfaltet sich seine desinfizierende Wirkung auf die Raumluft. Der Duft von Zitronenöl wirkt auf die Hypophyse und hat einen ausgleichenden Einfluß auf das Hormonsystem.
Zitronenöl kann auch innerlich eingenommen werden: dazu nehmen Sie drei bis vier Tropfen verdünnt ein.

Zitronensäure homöopathisch

Die Zitronensäure wurde von der Firma Sanum-Kehlbeck homöopathisch aufbereitet und ist in dem Präparat Citrokehl als Potenzakkord in der D 10, D 30, und D 200 enthalten.
Die Firma faßt die Indikationen folgendermaßen zusammen: »Gemäß dem homöopathischen Arzneimittelbild und der Wichtigkeit der Zitronensäure im Zitronensäurezyklus einer jeden Zelle kann Citrokehl bei jeder Krankheit, von der akuten Phase bis zum auszehrenden Karzinom, verordnet werden.«
Ich wende Citrokehl gern bei erschöpften Patienten an, die erst einmal einen »Kick« brauchen, um ihren Körper in eine bessere Reaktionslage für die weitere Behandlung zu versetzen. Parallel dazu lasse ich dann Zitronensaft trinken.

WENN SIE DIE ZITRONE ZU HEILZWECKEN EINSETZEN

Beachten Sie bitte

Wenn ein gesunder Mensch Zitronensaft trinkt oder seinen Salat mit Zitrone abschmeckt, genießt er das selbstverständlich ohne Begleiterscheinungen. Mit der verstärkten Einnahme von Zitronensaft zu Heilzwecken wird der Stoffwechsel verstärkt aktiviert und die Ausscheidungsvorgänge des Körpers werden verstärkt angeregt. In der richtigen Dosierung ist dies immer wünschenswert und Voraussetzung für jede Heilung.
Wenn die Körperchemie jedoch wegen chronischer Prozesse nicht im Gleichgewicht ist, dann können mit der Einnahme von Zitronensaft zu Heilzwecken Beschwerden auftreten.
Chronische Belastungen gehen immer mit toxischen Belastungen einher. Parallel dazu ist der Körper meist durch entsprechend große Mengen von tierischem Eiweiß, gesättigten Fettsäuren und (Industrie-)Zucker übersäuert. Viel Zitronensaft kann viel von diesen Stoffen auf einmal aus den Geweben lösen. Dann zirkulieren diese im Blut. Dies kann manchmal zu sogenannten Erstverschlimmerungen führen und sich auf verschiedenartige Weise äußern, etwa in Form von Kopfschmerzen, Hautausschlägen, als verstärkte rheumatische Beschwerden, stärkere Müdigkeit oder Magen-Darmbeschwerden.
Das ist nicht weiter schlimm. Wenn es wirklich durch die Zitrone ausgelöste Reaktionen sind, werden diese bald aufhören, denn die Zitrone unterstützt die Ausscheidung.
Falls es bei der intensiven Einnahme der Zitrone zu unangenehmen Reaktionen kommen sollte, wie beispielsweise beim rhythmischen Trinken der Heillimonade, würde ich Ihnen

empfehlen, die Dosierung so zu reduzieren, daß Ihre Beschwerden kaum oder gar nicht mehr spürbar sind. Wenn das geschehen ist, können Sie, nachdem Sie die niedrige Dosis eine Weile beibehalten haben, diese vorsichtig wieder erhöhen. Freuen Sie sich, daß sich etwas Positives in Ihrem Körper tut: schlafende Hunde werden möglicherweise geweckt - auf jeden Fall werden Schadstoffe mobilisiert und hinausbefördert.

Zitronenunverträglichkeit? So können Sie sich testen

Wenn Sie schon wissen, daß Sie gegen manche Stoffe allergisch reagieren, oder wenn Sie zu Neurodermitis, Asthma oder Heuschnupfen neigen, könnte es sein, daß Sie auch auf die Zitrone allergisch reagieren.
So können Sie sich selbst testen: Messen Sie 60 Sekunden lang im Sitzen Ihren Puls am Handgelenk. Trinken Sie dann den Saft einer Zitrone mit neun Teilen Wasser verdünnt. Nehmen Sie hierfür unbedingt eine Zitrone aus kontrolliert biologischem Anbau, ansonsten kann es durch die Konservierungsstoffe fälschlicherweise zu positiven Ergebnissen kommen.
Bleiben Sie ruhig sitzen und warten Sie nun eine Minute, bevor Sie erneut Ihren Puls eine Minute am Handgelenk zählen. Warten Sie weitere 15 Minuten ruhig und wiederholen Sie dann die Pulszählung noch einmal.
Ist die Zahl der Pulsschläge ungefähr konstant geblieben, so können Sie davon ausgehen, daß Sie den Zitronensaft gut vertragen haben.
Hat sich die Anzahl der Pulsschläge eine oder 15 Minuten nach dem Trinken des Zitronensaftes um mehr als zehn erhöht, so spricht das für eine Unverträglichkeit. Wiederholen Sie den

Test an einem anderen Tag. Wenn das Ergebnis gleich bleibt, verzichten Sie lieber vorläufig auf Zitronensaft und essen Sie Hülsenfrüchte! Erfahrungsgemäß hat sich das regelmäßige Essen besonders von Linsen, aber auch von Bohnen und Erbsen bei Menschen bewährt, die keine Zitrusfrüchte, Vitamin-C-Präparate oder Tomaten vertragen, was sich mit einem wunden Mund, verstärkten Arthroseschmerzen oder anderen Beschwerden äußern kann. Falls Sie nun auch Hülsenfrüchte schlecht vertragen sollten, so könnten Sie trotzdem mit kleinen Mengen von ein bis zwei Teelöffeln anfangen, sich daran zu gewöhnen. Sie können die Linsen oder Bohnen wie üblich kochen, am ersten Tag etwas davon essen und den Rest als Salat anmachen und im Kühlschrank aufheben. Es genügt, wenn Sie von diesem Salat die nächsten zwei Tage je ein bis zwei Eßlöffel essen, und dann wieder neu kochen.

Oder Sie essen gekeimte Linsen, die ohnehin besser verträglich sind als gekochte. Dazu weichen Sie sie über Nacht in Wasser ein und lassen sie 48 Stunden oder länger keimen. Die Keimlinge können Sie sich über Ihren täglichen Salat streuen. Erfahrungsgemäß vertragen Menschen, die mehrmals wöchentlich Linsenkost essen (es muß kein großes Quantum sein), bald wieder Vitamin C als Präparat oder in Form von Zitronen, Apfelsinen oder Tomaten.

Mögliche Kontraindikationen der Zitrone

Falls Sie unter Rheuma oder Gicht mit Nierenschwäche leiden, gehen Sie bitte vorsichtig mit der Heillimonade um: Verdünnen Sie sie stärker und trinken Sie weniger davon als in der Tagesrechnung für die Heillimonade angegeben. Am wichtigsten ist, daß Sie sich beobachten und lernen, Ihre Reaktionen einzuschätzen.

Als Gerücht hat sich die Aussage entpuppt, daß zuviel Zitronensaft Nierensteine verursachen würde.

Magenschmerzen auf Zitronensaft

Einen angegriffenen Magen kann die Säure der Zitrone beißen, das heißt aber nicht, daß sie nicht vertragen wird. Im Gegenteil, Zitronensaft entschleimt den Magen.
Wenn Sie dem Zitronensaft etwas Natron zugeben (Achtung: es schäumt!), neutralisieren Sie die Säure. Falls das immer noch unangenehm sein sollte, lassen Sie den Zitronensaft lieber beiseite und lesen erst einmal im Kapitel »Magenleiden - Was Sie sonst noch tun können«.

KRANKHEIT, INDIVIDUELLES KRANKSEIN UND SEIN

In dem Moment, in dem wir unserem Zustand einen Namen geben, betrachten wir uns eingeschränkt. Wir sind nicht mehr ganz offen für den nächsten Augenblick, wir betrachten unser Sein durch die Brille des Magenpatienten oder des »Schon-wieder-Kopfschmerzen-Habenden« usw.
Die Wirklichkeit ist immer größer und anders als Sie *denken*. In unserer heutigen Zeit und Kultur wird dem Denken, das nur eine wichtige Funktion für unser (Über-)Leben darstellt, eine zu große Rolle eingeräumt.
Wenn wir es schaffen, in Momenten mehr zu fühlen, zu spüren, wahrzunehmen, ohne alle unsere Gedanken über das Gefühlte allzu wichtig zu nehmen, so befinden wir uns näher an der Realität.
Wir sind dann einfach das, was wir sind. Wir erfüllen dann nicht die Programmierung, den Stempel, der uns durch einen Krankheitsnamen aufgedrückt wurde.
Was ist das schon - nur eine Krankheit? Nur ein Symptom? Unmöglich sowieso! Wenn es ein Symptom gibt, besteht ein Ungleichgewicht im Körper, folglich wird man, wenn man gut untersucht, noch eine ganze Reihe versteckter Krankheitszeichen finden. Aus diesem Grund halte ich es für besser, wenn Sie sich nicht zu sehr in Einzelheiten verlieren, sondern das ganze Bild im Auge und im Gefühl behalten.

Anwendungen der Zitrone von A–Z

Abwehrschwäche

Häufige Infekte sind ein Symptom dafür, daß das Immunsystem angegriffen ist. Mit der Immunabwehr ist auch der ganze Mensch geschwächt, und er fühlt sich auch in symptomfreien Zeiten nicht ganz auf der Höhe. Oft begleiten ihn Antriebsarmut oder ein latentes, mehr oder weniger faßbares Unwohlsein. Wenn Ihnen die hier beschriebenen Möglichkeiten nicht ausreichen sollten, um Ihre Gesundheit wieder völlig herzustellen, empfehle ich Ihnen, sich zwecks körperlicher Ursachenforschung in therapeutische Hände zu begeben. Betrachten Sie auch die seelische Ebene. Verdrängte oder nicht lösbar erscheinende Konflikte oder zu viele Kompromisse können zu einer chronischen Belastung geworden sein.

Wie auch immer die tieferen Hintergründe aussehen mögen, in allen Fällen eignet sich die Zitrone hervorragend zur Vorbeugung gegen Infekte und zur allgemeinen Kräftigung. Das natürliche Vitamin C ermöglicht es dem Organismus, sich von belastenden, aggressiven Stoffen (Freie Radikale) zu befreien, denn Ascorbinsäure ist ein Antioxidans (Radikalenfänger).

Die Zitrone aktiviert die weißen Blutkörperchen und unterstützt diese in ihrer Arbeit durch ihre antibakterielle und antiseptische Wirkung.

Heilanwendungen mit Zitrone

Ideal ist es, wenn Sie sich die Heillimonade wie im Kapitel »Anwendungen« beschrieben zubereiten und diese ein paar Tage lang trinken.

Die Zitrone wirkt auch aktivierend auf die Ausscheidungsorgane. Sie kann besonders schweißtreibend sein, wenn Sie einen

Teil Zitronensaft mit neun Teilen heißem Wasser übergießen, dieses noch heiß trinken und sich warm einpacken und ausspannen.

Zudem können Sie noch drei Teelöffel der getrockneten und geriebenen Schale mit Honig essen oder in das heiße Getränk einrühren.

Umgeben Sie sich mit Zitronenöl. Es desinfiziert die Raumluft und wirkt vorbeugend gegen Infektionskrankheiten. Geben Sie es in die Duftlampe, inhalieren Sie damit oder benutzen Sie es für das Bad. Damit es sich mit dem Badewasser verbinden kann, vermischen Sie einige Tropfen des Zitronenöls mit einem Trägeröl wie zum Beispiel Sonnenblumenöl.

☞ Was Sie sonst noch tun können

- ➤ Sie werden wissen, daß Sie vermehrt Ruhe und Harmonie brauchen. Sorgen Sie für sich. Gehen Sie bei jedem Wetter täglich eine Stunde, wobei Sie die Arme als Verlängerung der Lungen rhythmisch mitbewegen, und beobachten Sie dabei besonders Ihre Ausatmung. Diese Anwendung kostet Sie eine Stunde, bringt Ihnen aber gleichzeitig eine Stunde für Sie selbst, in der sich körperlich und seelisch vieles zurechtzurücken vermag.
- ➤ Das ansteigende Halbbad, wie unter dem Stichwort »Erkältungskrankheiten« beschrieben, ist auch eine hervorragende Methode zur Reinigung und Stärkung des ganzen Körpers.
- ➤ Achten Sie auf gute Darmfunktion, oder besser noch: machen Sie eine Darmreinigung. Eine optimale Nährstoffversorgung durch viel Frischkost und zum Beispiel Spirulina- oder Blue-Green-Algentabletten aus dem Reformhaus ist unumgänglich.

Akne

Ob Pubertätsakne, Pickelchen kurz vor der Mensis, garstige Eiterbeulen bei Männern über 25 Jahren oder Hautunreinheiten, die mit den immer ausgeprägter werdenden Falten konkurrieren: die Ursachen von Akne sind mannigfaltig. Eines haben sie jedoch alle gemeinsam: Der Körper kann Belastungen nicht mehr kompensieren, die Haut agiert als Ventil.
Innere Organe, Hormondrüsen, die Nerven und die Psyche sind in ihren Reaktionen vielfältig miteinander vernetzt und haben großen Einfluß auf die Haut. Der Erfolg einer Behandlung wird daher dauerhafter sein, wenn sie sich nicht nur auf die Haut bezieht.
Es ist wichtig, alle verdächtigen Schadstoffe, Fremdstoffe (auch gewisse Medikamente) und mögliche Allergene zu überprüfen und gegebenenfalls konsequent fernzuhalten. In vielen Fällen konnte eine Akne erst ausheilen, als auf Milchprodukte verzichtet wurde.
Achtung auf die Verdauung: Akne läßt sich kaum in den Griff bekommen, solange eine Verstopfung besteht. Bei manifester Akne liegt oft ein Pilzbefall des Darmes vor. Auch ist eine Entgiftung und Aktivierung der Leber angezeigt. Beachten Sie die entsprechenden Kapitel dieses Buches.

Heilanwendungen mit Zitrone

In der Aknebehandlung hat sich das rhythmische Trinken der Heillimonade (Kapitel »Anwendungen«) als sehr effizient erwiesen.
Äußerlich helfen Dampfbäder mit Zitronenöl. Die Wirkstoffe der Zitrone gelangen so intensiv in die Haut.

Ebenso desinfiziert Zitronensaft die Haut. Sie können ihn im Verhältnis 1 : 1 mit Wasser verdünnen und die Haut damit zweimal täglich abwaschen.

Wenn Sie sich den Zitronensaft nicht immer frisch herstellen möchten, können Sie sich eine Zitronentinktur (Kapitel »Anwendungen«) bereiten und damit die Pickel nach dem Waschen oder auch mehrmals täglich zwischendurch abtupfen. Auch können Sie die Tinktur für Kompressen verwenden. Dazu tauchen Sie Watte darin ein, drücken diese etwas aus und legen sie für 15 Minuten auf die Haut.

Mit Hilfe einer Zitronen-Quark-Maske können Sie die Wirkstoffe der Zitrone länger auf der Haut belassen. Quark absorbiert zusätzlich Giftstoffe aus der Haut. Die Haut wird klar und samtweich. Verrühren Sie dazu so viel von dem Saft samt Fruchtfleisch mit einem Eßlöffel Quark, bis eine streichfähige Konsistenz entsteht und geben Sie die Mischung auf die gereinigte Haut. Die Augenpartie muß ausgespart werden. Nach zirka 20 Minuten, oder wenn die Maske fest geworden ist, können Sie sie mit lauwarmem Wasser abwaschen und letztlich die Haut mit kaltem Wasser abspülen.

☞ Was Sie sonst noch tun können

- Begeben Sie sich möglichst viel in die Natur. Bewegung an frischer Luft, Schwitzen, Sonne, Regen, Meerwasser und ausreichender Schlaf sind Heilquellen für Ihre Haut.
- Mit richtiger Ernährung können Sie sehr viel erreichen: Ernähren Sie sich so naturbelassen wie möglich. Frisches Obst und Gemüse, frisch gepreßte Gemüsesäfte, Hirse und Dinkel, aber auch die anderen Getreidearten vertreiben die Akne und machen darüber hinaus fit und glücklich von

innen. Vermeiden Sie Fleisch, besonders das vom Schwein, ebenso Eier. Der Verzehr von Zucker und Salz muß eingeschränkt oder gestrichen werden.
- ➤ Knabbern Sie viele Kürbiskerne: sie liefern Zink, welches Pickel besser abheilen läßt und ihrer Entstehung vorbeugt.
- ➤ Propolis-Tropfen stärken das Immunsystem und wirken desinfizierend. Sie können davon dreimal täglich acht Tropfen in Wasser einnehmen oder auf Brot geben. Außerdem können Sie auch diese auf die Pickel tupfen.
- ➤ Brennesseltee reinigt von innen. Kochen Sie davon morgens eine große Kanne und trinken Sie den Tee über den Tag verteilt.
- ➤ Die Behandlung von Akne erfordert Geduld. Es ist ganz normal, daß es Wochen bis hin zu einem Jahr dauern kann, bis Seele und Körper so umgestellt sind, daß die Haut nicht mehr auf diese Weise reagieren muß.

Appetitmangel

Manch einer mag von Appetitmangel nur träumen, für eine Mutter kann er aber zum Alptraum werden, wenn ihr bleiches, dünnes Kind nach Aufbietung ihrer ganzen Kreativität immer wieder am Essen mäkelt und nur mit »Trick 17« überhaupt zum Essen zu bewegen ist.
Aber es gibt auch viele stoffwechsel- oder psychisch bedingte Appetitstörungen bei Erwachsenen, denen aus diesem Grund Nährstoffe fehlen.
Appetitmangel bei akuten Krankheiten wie Erkältungen haben ihren Sinn und sollten respektiert werden.

Heilanwendungen mit Zitrone

Trinken Sie verdünnten Zitronensaft zwischen den Mahlzeiten. Er wird Ihren Stoffwechsel anregen und damit auch Ihren Appetit.
Auch die frischen und getrockneten Schalen der Zitrone enthalten Bitterstoffe, welche die Sekretion des Magens und der anderen Verdauungsorgane anregen. Bereiten Sie sich einen Tee aus ihnen, indem Sie einen Teelöffel der getrockneten oder zwei Teelöffel der frischen Schale mit einer Tasse gekochtem Wasser übergießen und zehn Minuten ziehen lassen. Diesen Tee können Sie zweimal täglich zwischen den Mahlzeiten trinken. Sie können ihn auch mit anderen Tees mischen.
Besonders (aber nicht nur) für Kinder, die frisches Obst und Gemüse verweigern, hat sich potenzierte Zitronensäure bewährt, wie sie in dem Präparat Citrokehl enthalten ist. Davon können Sie dreimal täglich je fünf Tropfen in einen Löffel Wasser geben. Die Wirkung ist noch intensiver, wenn Sie die Tropfen mit frischem verdünntem Zitronensaft einnehmen.
Nutzen Sie die dekorativen Eigenschaften der Zitrone genauso wie die Tatsache, daß ein paar Zitronentropfen viele Speisen appetitlicher und interessanter gestalten.

☞ Was Sie sonst noch tun können

➤ Einen sehr bitteren und damit verdauungssaftanregenden Tee, der Appetit macht, können Sie sich aus Tausendgüldenkraut bereiten. Wenn Sie bitter nicht mögen, läßt sich erfahrungsgemäß daraus schließen, daß er besonders wirksam für Sie sein wird. Sie werden sich daran gewöhnen und ihn wahrscheinlich nach einiger Zeit lieben lernen. Neh-

men Sie einen Teelöffel auf eine Tasse kochendes Wasser, lassen Sie zehn Minuten ziehen, und trinken Sie ein bis drei Tassen täglich zwischen den Mahlzeiten.
- ➤ »Wer arbeitet, muß auch essen.« Damit sind besonders körperlich, im Freien Arbeitende gemeint. Es wird auch Ihnen so gehen, wenn Sie sich viel an der frischen Luft bewegen.

Arteriosklerose, erhöhte Cholesterinwerte und Durchblutungsstörungen

»Zeige mir Deine Gefäße, und ich sage Dir, wie alt Du bist.« Theoretisch stimmt dieser Spruch, doch leider läßt sich das Zeigen nur aufwendig in die Praxis umsetzen. Tatsächlich bleibt allerhand »Müll«, den unser Blut mitschleppt, an diesen lebendigen Rohren hängen. Die Gefäße verhärten sich und verlieren an Elastizität. Durch Ablagerungen wird ihr Durchmesser geringer, der Blutfluß verlangsamt sich, und der Körper wird schlechter ver- und entsorgt. Arteriosklerose ist ein physiologischer Prozeß, den unsere heutige Lebensweise noch begünstigt. Als Risikofaktoren gelten vor allem Streß, mangelnde Bewegung und falsche Ernährung: zuviel Zucker, Kochsalz, Kaffee, tierische Eiweiße, tierische Fette und Cholesterin. Zitrone hilft, überschüssiges Kochsalz auszuscheiden. Außerdem vermag Zitrone Cholesterin und Triglyceride aus Ablagerungen an den Gefäßwänden (Plaques) zu lösen. Wenn Sie also intensiv mit der Zitrone kuren, brauchen Sie nicht zu erschrecken, wenn auf einmal Ihre Blutfettwerte höher gemessen werden. Diese erhöhten Werte entstammen den gelösten Plaques und werden sich wieder normalisieren, sobald sie ausgeschieden wurden. Zusammen mit dem natürlichen Vitamin C kräftigen die Bioflavonoide der Zitrone die Kapillarwände.

Sie können also einiges dafür tun, damit Sie sich mit zunehmendem Alter nicht zunehmend schlechter fühlen: Zitrone beugt vorzeitigem Altern vor und hilft gegen rasche und schwer beeinflußbare »Verkalkung« im fortgeschrittenen Alter und Zerebralsklerose (sogenannte Gehirnverkalkung). Aber auch bei Gefäßschwächen und schlechter Durchblutung junger Leute, wie Kribbeln und »Ameisenlaufen« in den Beinen nach längerem Sitzen oder bei kalten Füßen im Bett, hilft die Zitrone.

Heilanwendungen mit Zitrone

Die Zitrone wirkt in jeder Form gegen Gefäßablagerungen, nur muß man sie intensiv genug zuführen. Das erreichen Sie mit der disziplinierten Anwendung der Heillimonade.
Auch von der Zitronen-Knoblauch-Elixier-Kur können Sie schon nach drei Wochen täglichen Genusses eine jugendlich wohlige Regeneration des ganzen Körpers verspüren. Folgeerscheinungen der »Verkalkung« wie schlechtes Sehen oder Hören, Durchblutungsstörungen oder Herzanfälle gehen zurück und beginnen ganz zu verschwinden. Hier das Rezept: Zerkleinern Sie fünf ungeschälte Zitronen und 30 geschälte Knoblauchzehen, die Sie im Mixer pürieren. Setzen Sie dann die Masse mit einem Liter Wasser auf und lassen Sie sie einmal kurz aufkochen. Seihen Sie danach ab, und drücken Sie auch einen Teil der Masse durch ein Sieb. Bewahren Sie dieses Elixier im Kühlschrank auf. Trinken Sie einmal täglich davon ein Likörglas vor der Hauptmahlzeit. Durch das Trinken vor dem Essen ist der Knoblauch nicht zu riechen.
Nach drei Wochen sollten Sie eine Woche pausieren und dann das Elixier wiederholt drei Wochen lang trinken. Diese Kur können Sie öfter wiederholen.

☞ Was Sie sonst noch tun können

- Misteltee stärkt nicht nur die Abwehr, sondern wirkt Arteriosklerose entgegen. Setzen Sie abends eine Tasse kalt an und lassen Sie sie über Nacht ziehen. Kochen Sie morgens auf und trinken Sie regelmäßig täglich eine Tasse.
- Zur Thromboseprophylaxe können Sie täglich 1 g Vitamin C einnehmen, wenn Sie keine Zitronen zur Hand haben. Zur Behandlung schwerer manifester Arteriosklerose benötigen Sie höhere bis derart hohe Dosen dieses Vitamins, daß es per Infusion in die Vene gegeben werden muß.
- Gefäßtraining ist hier sehr angezeigt, besser als Sauna wirkt aktive Bewegung. Aber auch regelmäßige kalte Güsse oder Waschungen sind sehr wirksam: Dazu begießen Sie oder waschen Sie Ihren Körper mit kaltem Wasser in folgender Reihenfolge: Zuerst das rechte Bein, dann das linke, dann den rechten Arm, den linken, dann den Bauch im Uhrzeigersinn, dann die Brust in Form einer Acht, dann Hals und Rücken. Danach trocknen Sie sich bitte nicht ab, sondern hüllen sich in einen Frotteebademantel und gehen nochmals eine halbe Stunde ins Bett. Man kann sich daran gewöhnen, so den Tag zu beginnen!
- Wenn Sie nicht an Krampfadern leiden, können Sie temperaturansteigende Fußbäder nehmen. Diese bewirken eine reflektorische Erweiterung auch der feinsten Kapillaren und bringen den Blutfluß an gestauten Stellen im Körper wieder in Gang. Füllen Sie eine Fußbadewanne mit zirka 36 °C temperiertem Wasser und stellen Sie einen Kessel mit heißem Wasser daneben. Nun stellen Sie Ihre Füße in das Wasser, dem Sie noch Meersalz zufügen können, und gießen jede Minute etwas von dem heißen Wasser hinzu, bis die Füße feuerrot sind und Sie es nicht mehr aushalten.

Blähungen

Blähungen sind nicht nur unangenehm, sondern können richtig schmerzhaft werden. Sie können auch chronisch werden, wenn Sie es versäumen, etwas dagegen zu unternehmen. Dazu versuchen Sie herauszufinden, wie es zu Ihren Blähungen kommt: Entweder haben Sie allgemein als blähend geltende Speisen gegessen oder solche, die speziell Sie blähen, oder Sie haben unabhängig vom Essen einen Blähbauch. Ist letzteres der Fall, so ist es gut möglich, daß Ihre Darmverhältnisse gestört sind. Beachten Sie dann bitte das Kapitel »Darmsanierung«. Möglicherweise sind aber auch Ihre für die Vorverdauung wichtigen Organe Magen, Bauchspeicheldrüse oder Leber mit Gallebildung geschwächt.

Heilanwendungen mit Zitrone

Gemischt mit etwas schwarzem Pfeffer und Honig mildert mit Wasser verdünnter Zitronensaft Darmgase und Schluckauf. Drei Teelöffel geriebener Zitronenschale mit Honig vermengt, regen die Verdauungsleistung der Oberbauchorgane an. Sie können diese Mischung, wo es paßt, in Ihr Essen oder Getränk einrühren. Auch können Sie sich vor der Hauptmahlzeit Tee aus Zitronenschalen mit Honig zubereiten.

☞ Was Sie sonst noch tun können

➤ Lassen Sie Ihren Darm gründlich untersuchen, besonders auf Pilzbefall.

- ➤ Essen Sie bewußt, kauen Sie gründlich.
- ➤ Meiden Sie frisches Brot. Auf die wertvollen Hülsenfrüchte und Kohl sollten Sie nicht verzichten. Hören Sie lieber auf, Ihr Essen auf herkömmliche Art zu kochen. Steigen Sie um auf Slow-Food. Im Stuplich-Topf, einem elektrisch betriebenen Niedertemperaturgartopf, braucht Ihr Essen zwar zirka vier Stunden, bis es fertig ist, dafür wird es nicht schädigend erhitzt, behält die Vitamine, und die Stärke der Kartoffeln verkleistert nicht. Das Essen ist dann besser verträglich als herkömmlich gekochte Nahrung und hat dabei fast den Wert von Rohkost. Der Darm verschlackt dadurch nicht, Sie haben eine wesentlich höhere Nährstoffausbeute, und das Essen schmeckt viel intensiver.
- ➤ Viele Menschen bekommen selbst bei so zubereiteten Hülsenfrüchten keine Blähungen. Für Berufstätige ist dieser Kochtopf ideal, Sie können ihn per Zeitschaltuhr morgens anstellen und wenn Sie abends von der Arbeit heimkommen, duftet bereits das fertige Essen.
- ➤ Vor allen Dingen sollten Sie vermeiden, Ihren Darm zu überlasten, indem Sie abends nicht spät und schwer essen.
- ➤ Ebenso hilft ausgiebiges Kauen auf ein bis zwei Petersilienstengeln nach dem Essen.
- ➤ Auch Pfefferminztee, dem Sie noch einen Teelöffel Quittengelee zugegeben haben, tut gute Dienste, wenn Sie ihn schluckweise nach dem Essen trinken.
- ➤ Vor einem üppigen Mahl können Sie vorbeugend Artischockenextrakt einnehmen.

Darmsanierung

Eine Darmsanierung ist nicht nur bei Verdauungsproblemen angezeigt. Mit einer Reinigung, die zugleich das gesunde Darmmilieu fördert, stärken Sie sich an Ihrer Wurzel, denn der Darm zieht wie die Wurzel einer Pflanze die Nahrung in den Körper. Die Darmsanierung ist das grundlegendste Heilverfahren für den Körper.

Durch unsere heutige Ernährung sind die Verdauungsorgane einschließlich des Darmes bei den meisten Menschen derart aus dem Gleichgewicht geraten, daß die Nahrung nur ungenügend aufgespalten in den Körper aufgenommen werden kann. Dadurch stehen uns die Nährstoffe nicht voll zur Verfügung und es entsteht ein Darmmilieu, in dem sich für uns ungünstige Bakterien wohler fühlen als sie sollten, zu Ungunsten unserer Bakterienfreunde. Dieses Betriebsklima führt von latenter bis hin zu aufdringlicher Gärung und Fäulnis. Normalerweise verhindert die Darmschleimhautschranke, daß unpassende Stoffe vom Darm über das Blut in den Organismus geraten. Allergien, Rheuma und viele andere Krankheiten sind ein Ausdruck davon, daß die Schleimhaut für krankmachende Stoffe durchlässig geworden ist, die jetzt das Immunsystem überfordern. Aber auch Kopfschmerzen, Müdigkeit, Konzentrationsstörungen und viele andere »Unpäßlichkeiten« können durch diese mehr oder wenige schleichende Selbstvergiftung verursacht sein.

Zitrone regt die Bauchspeicheldrüsen- und Gallenfunktion an, so daß die Nahrung besser vorverdaut in den Därmen ankommt.

Zitronensaft verändert auch das Milieu im Darm, denn durch ihn wird Sauerstoff freigesetzt, der die unerwünschten anaeroben Keime im Darm schrittweise vernichtet. Die natürliche Ascorbinsäure löst festsitzende Schadstoffe aus der Schleimhaut und regt die Aktivität des Darmes an, was wichtig ist für die Ausschwemmung der gelösten Darmgifte. Durch den Zitronensaft kann es mehrmals täglich zu leichten Stuhlentleerungen kommen, die zu begrüßen sind.

Die folgende Darmsanierung mit Zitrone ist in keiner Weise belastend sondern immunstimulierend und hilft dem ganzen Körper, sich zu kräftigen.

Heilanwendungen mit Zitrone

1. Reinigungsabschnitt über zwei Wochen:
Trinken Sie morgens nüchtern den Saft von einer Zitrone in einem Glas Wasser.
2. Aufbauabschnitt über drei Wochen:
Trinken Sie einen halben Liter Biomolke über den Tag verteilt. Oder: Rühren Sie zwei Eßlöffel Biomolkenpulver auf den Tag verteilt in Flüssigkeit oder Speisen ein.

Biomolke enthält rechtsdrehende Milchsäure, die die physiologischen Darmbakterien aktiviert und den gesamten Darmstoffwechsel verbessert. Der Darm hat dann wieder die Chance, eine gesunde und abwehrstarke Schleimhaut aufzubauen und seine Funktion zu verbessern und zu normalisieren. Wenn die Biomolke Ihnen guttut, können Sie auch mehr davon trinken und sie länger anwenden.

Vielleicht ist es für Sie erforderlich, die gesamte Darmsanierung in Abständen von zwei bis drei Monaten zu wiederholen. Bei eventuellen Unverträglichkeiten können Sie die Dosierung individuell verringern.

Den Reinigungsabschnitt können Sie durch Einläufe mit Zitrone intensivieren: Machen Sie abends vor dem Zubettgehen in kniender Stellung einen Einlauf, wobei Sie etwa zwei

Liter lauwarmes Wasser in den Enddarm einlaufen lassen, in das Sie den Saft von ein bis zwei Zitronen gegeben haben. Der Zweck dieses Einlaufs ist es, Abfallstoffe auszuspülen, die sich im Enddarm in den Falten der Darmschleimhaut eingenistet haben.

☞ Was Sie sonst noch tun können

➤ Für eine Entgiftung ist es von Vorteil, wenn Sie während dieser Kur ihren Darm nicht mit schwerer Kost belasten: Essen Sie lieber viel gedünstetes Gemüse, Kartoffeln und leicht verdauliche Frischkost.
➤ »Der Darm steht mit den Hühnern auf und geht mit ihnen schlafen.« Beherzigen Sie diesen Lieblingsspruch von F.X. Mayr, indem Sie abends frühzeitig und Leichtverdauliches essen.
➤ Bedenken Sie, daß zum Essen eingenommene Flüssigkeit die wertvollen Verdauungssäfte verdünnt und die Nahrung dann schlechter aufgeschlossen wird. Trinken Sie daher nach Möglichkeit eine Viertelstunde vor und eine Dreiviertelstunde nach einer Mahlzeit nichts!
➤ Wenn Sie Grund zu der Annahme haben, daß Ihr Darm sehr belastet ist, kann es für Sie zunächst ratsam sein, sich mit der Colon-Hydro-Therapie in der Naturheilpraxis behandeln zu lassen. Bei diesen Tiefeneinläufen werden die Falten in der Darmschleimhaut, in denen oft Jahre oder Jahrzehnte alte Inkrustierungen kleben, sanft durch reichlich Wasser gereinigt. Dadurch werden diese Ablagerungen aufgelöst und herausgespült. Durch die Massage des Wassers von innen an der Darmschleimhaut und durch die Massage der Hände von außen auf der Bauchdecke wird

ferner der gesamte Dickdarm reflektorisch angeregt, sich in seinen Funktionen zu normalisieren und gegebenenfalls eine angemessenere Lage im Bauchraum einzunehmen.

Energiemangel

Für viele Menschen ist der Mangel an Energie ein Anlaß, die Naturheilpraxis aufzusuchen. Sie spüren, daß chronische Abgeschlagenheit, Müdigkeit und Leistungsdefizite nur Symptome sind und daß übliche Stimulanzien schon lange nicht mehr ausreichen, um aktiv und mit voller Kraft am Leben teilzunehmen. Die tieferen Hintergründe können mannigfaltig sein: In Betracht kommen alle möglichen chronischen Krankheiten, Nährstoffmängel, chronische Vergiftungen, Schadstoffbelastungen, alles, was man unter Elektrosmog versteht, Wasseradern, Lärmbelastungen und innerer Streß. Auch sind die Anforderungen, die viele an sich selbst stellen, oft zu hoch.
Wie auch immer, ein müder Körper ist überlastet. Damit überhaupt eine Maßnahme erfolgversprechend sein kann, muß er entgiftet werden. Lesen Sie die Stichworte »Entgiften«, »Darmsanierung« und »Leberkrankheiten«.

Heilanwendungen mit Zitrone

Ferner entgiften Sie, wenn Sie für eine Weile die Heillimonade in der im Kapitel »Anwendungen« empfohlenen Weise trinken. Das wird Ihr Energieniveau heben.
Sie können zusätzlich folgende Tonika anwenden: Essen Sie zum Frühstück Haferflocken mit geriebenen Zitronenschalen.

Kochen Sie die Haferflocken als Porridge, oder essen Sie sie kalt mit Milch, Wasser oder Reismilch. Fügen Sie drei Teelöffel getrocknete und geriebene Zitronenschale und Honig hinzu. Ein altes, kostbares und von Bergvölkern fast wie ein Geheimnis gehütetes Rezept soll bei regelmäßiger Einnahme nicht nur Energie geben, sondern einen auch uralt werden lassen. Für die Zubereitung dieses Zitroneneierlikörs nehmen Sie vier Eier von frei laufenden Hühnern, waschen sie gut ab und legen sie in eine kleine Glasschüssel. Dann übergießen Sie die Eier mit dem Saft von vier Zitronen und stellen das Ganze abgedeckt ans Fenster. Nach zwei Tagen verquirlen Sie die Masse mitsamt den Eierschalen gründlich, pressen alles durch ein Leinentuch und fügen 250 g Honig hinzu. Den Honig können Sie am besten vorher mit etwas warmem Wasser anrühren, so daß er flüssig ist. Wenn Sie dann den Honig und obigen Ansatz der Eier gut verrührt haben, geben Sie noch einen halben Liter guten Cognac dazu. Sicherlich können Sie davon auch größere Mengen zubereiten und im Kühlschrank aufbewahren. Trinken Sie davon täglich zwei Likörgläser und lassen Sie sich von der Wirkung überzeugen und überraschen. (Vergessen Sie das Entgiften nicht.)

☞ Was Sie sonst noch tun können

- ➤ Wenn Sie morgens nach ausreichendem Schlaf nicht aus dem Bett kommen, können Mineralien helfen, z. B. die »Neukönigsförder Mineraltabletten«.
- ➤ Basische Ernährung ist ein Muß in energiearmen Zeiten. Das heißt: Ernähren Sie sich vorwiegend von Obst, Gemüsen, Kartoffeln und frischen Säften und Salaten. Kaffee, Zigaretten und Alkohol dagegen säuern sehr.

➤ Zum energetischen Aufbau nach überstandenen Krankheiten eignen sich Bockshornkleesamen. Rösten Sie diese in wenig Weizenkeimöl kurz an und essen Sie täglich ein bis drei Teelöffel. Oder kaufen Sie sich das Fertigprodukt »aktivierter Bockshornklee Dr. Pandalis« in der Apotheke.

➤ Trampolinspringen beflügelt nicht nur den müden Körper. Es hat eine hervorragende komplexe Wirkung auf unseren Körper und die Stimmung. Es macht Spaß, und wenn Sie sich Musik dazu auflegen, können Sie so richtig loslegen und nach der Eingewöhnungsphase täglich zehn Minuten große Sprünge machen.

➤ Um sich auch auf anderen Ebenen aufzutanken, können Sie sich Kraftplätze suchen. Zu Hause braucht es nur eine Ecke zu sein, die Sie sich zum Zwecke Ihrer Kraftaufladung einrichten, wie auch immer das aussehen mag. Vielleicht meditieren Sie dort oder hören Musik. Wichtig ist, daß Sie sich dort wohl fühlen und ungestört sein können. Draußen in der Natur könnte es ein großer Baum sein, zu dem Sie sich des öfteren setzen mögen, oder eine besonders schöne Stelle an einem Bachlauf.

Entgiften – Schadstoffelimination

In Ägypten wurde der Zitrone eine fast magische Wirkung zugeschrieben, man sagte: »daß in Ägypten Verbrecher, die zufällig von einer Zitrone gekostet hatten, wilden Tieren und giftigen Schlangen vorgeworfen wurden und unversehrt blieben: daß man darauf von zwei Verbrechern dem einen dieses Gegengift auf seinem letzten Gange mitgegeben, dem andern nicht, und der letztere auf der Stelle vom Schlangenbiß getötet worden, der erste ohne Schaden davongekommen sei; daß die-

ser Versuch dann häufig und immer mit demselben Erfolg wiederholt worden sei«. Heutzutage sind wir auch als »Nicht-Krimminelle« ständig Umwelt- und Nahrungsgiften ausgesetzt, die uns mehr oder weniger merklich zu schaffen machen. Abgesehen von äußeren Einflüssen, sind alle Mißstände in Körper und Seele, egal ob es sich um chronische Krankheiten, akute Erkältungen, schlechte Laune oder um Müdigkeit handelt, von mangelnder Entsorgung von Abfallprodukten und entsprechend blockierter Zufuhr von Nährstoffen begleitet. Dementsprechend wird in der Naturheilkunde bei den meisten Behandlungen die »Ausleitung« einbezogen.
Auch aufgrund äußerer Belastungen wie etwa Amalgam und Schwermetallen, die zum Beispiel durch Autoabgase produziert werden, ist es heutzutage besonders wichtig, darauf zu achten, daß der Körper entgiften kann.
Die Zitrone stimuliert die Leber in ihrer Funktion, Toxine auszuscheiden. Sie hilft jedoch nicht nur über die Anregung von Leber, Darm, Nieren, Lungen und Haut, sondern auch über die Anregung des Zellstoffwechsels allgemein dem Körper, sich von Stoffen zu befreien, die ihm nicht bekömmlich sind und die er bislang nicht selbst ausscheiden konnte.

Heilanwendungen mit Zitrone

Trinken Sie über längere Zeit hinweg regelmäßig Zitronensaft in beliebiger Form, auch mit anderen Getränken gemischt. Besonders erfolgreich werden Sie jedoch sein, wenn Sie die Heillimonade, wie im Kapitel »Anwendungen« beschrieben, kurmäßig trinken.
Vorzugsweise dann, wenn Ihnen chronische Beschwerden zu schaffen machen oder eine Erkältung im Anmarsch ist, oder

Sie einfach ungewöhnlich »schlecht drauf« sind, können Sie einen gründlichen Entgiftungstag einlegen: Putzen Sie zunächst den Darm durch: Nehmen Sie morgens nüchtern einen gestrichenen Teelöffel Bittersalz in eine Tasse, überbrühen mit etwas Wasser, lassen so das Salz sich auflösen und fügen dann kaltes Wasser bis auf einen Viertelliter auf. Dazu geben Sie noch den Saft einer Zitrone. Hierdurch werden viele Giftstoffe und Körpergifte »magnetisch« in den Darm gezogen, der so zur gründlichen Ausscheidung angeregt wird.

Zusätzlich zu dieser Entgiftung über den Darm können Sie Ihr Körpergewebe entgiften, alkalisieren und mit Vitalstoffen versorgen, indem Sie an diesem Tag noch zwei Liter frisch gepreßten Zitrussaft trinken, den Sie mit zwei Litern Wasser verdünnen. Der Zitrussaft setzt sich zusammen aus drei Zitronen, vier Grapefruits und so vielen Orangen, daß Sie zwei Liter Saft erhalten. Essen Sie den ganzen Tag über am besten nichts. Falls Ihnen das zu schwer fallen sollte, können Sie Grapefruits oder Orangen essen.

Abends machen Sie vor dem Zubettgehen zusätzlich noch ein Klistier oder einen Einlauf mit zwei Litern lauwarmem Wasser, in das Sie den Saft von zwei Zitronen gegeben haben.

☞ Was Sie sonst noch tun können

- ➤ Machen Sie einmal wöchentlich das ansteigende Halbbad, wie unter dem Stichwort »Erkältungskrankheiten« beschrieben. Wenn Sie jedoch sportlich sehr aktiv sind, können Sie dieses Bad vernachlässigen und sollten lieber verstärkt auf Ihre Nährstoffzufuhr achten.
- ➤ Braunalgen, auch Seetang genannt, enthalten Jod, welches den Stoffwechsel ankurbelt und dadurch den Schlackenab-

bau aus dem Gewebe fördert. Ferner binden Algen Schwermetalle und fördern auch deren Ausscheidung. Achten Sie anderweitig auf eine gute Versorgung mit Mineralien, wenn Sie ergänzend keine Braunalgen einnehmen.
➤ Essen Sie Rohkost, soweit Sie sie vertragen können. Essen Sie täglich eine rohe Paprika, denn diese leitet Toxine besonders gut über den Darm aus.

Erkältungskrankheiten

Sie beginnen oft mit einem Schnupfen, zu dem sich dann die anderen typischen Erkältungssymptome gesellen. Wenn die körpereigene Abwehr den Schnupfenviren erst einmal gestattet hat, sich auszudehnen, können diese die Abwehr zusätzlich schwächen, so daß auch jene Bakterien eine Chance haben, die wiederum für die Entzündung in den Atemwegen verantwortlich sind. So entsteht schließlich meist innerhalb kürzester Zeit ein richtiger grippaler Infekt mit Schnupfen, Husten, Heiserkeit, Abgeschlagenheit und manchmal auch Fieber.
Diese Symptome zuzudecken ist wenig sinnvoll, denn dadurch werden die Chancen der Krankheitserreger nur verbessert. Vielmehr muß eine Erkältung auskuriert werden. Bedenken Sie, daß eine Infektion nicht nur durch die Menge und Bösartigkeit der in den Körper eindringenden Erreger entsteht, sondern vielmehr von den Chancen abhängt, die das Milieu im Körper den Krankheitserregern zum Gedeihen anbietet.
Die Zitrone ist ein hervorragendes Mittel, um die Verhältnisse im Körper derart zu verbessern, daß auch bei ungünstigen äußeren Bedingungen – seien es Wettereinflüsse, Jahreszeitenwechsel oder eine Epidemie – das Immunsystem mit voller Kraft agieren kann.

Heilanwendungen mit Zitrone

Sie können sich viel Zeit und Leid ersparen, wenn Sie bei den ersten Anzeichen einer Erkältung gleich die unter »Was Sie sonst noch tun können« beschriebene toxinausleitende und stärkende Prozedur durchführen. Bereiten Sie sich dazu einen heißen Zitronen-Holunder-Trank vor und heben Sie ihn gegebenenfalls bis zur Anwendung in einer Thermoskanne auf. Dazu nehmen Sie den Saft einer großen Zitrone, einen Viertelliter heißen Holundersaft und einen Viertelliter abgekochtes Wasser und süßen mit Honig. Es lohnt sich, Holundersaft für solche Fälle vorrätig zu haben. Haben Sie ihn gerade nicht parat, können Sie statt dessen einen halben Liter heißes Wasser mit Zitronensaft nehmen. Wenn die Zitrone heiß getrunken wird, ist sie sehr harn- und schweißtreibend. Diese Wirkung wird noch durch die Beigabe oder getrennte Einnahme von drei Teelöffeln der geriebenen und getrockneten Zitronenschale mit Honig erhöht. So können Sie auch verfahren, wenn die Erkältung schon voll ausgebrochen sein sollte. Legen Sie sich danach möglichst zur Ruhe.
In einem alten Kräuterbuch wird folgende Wirkung der Zitrone beschrieben: »Die Erfahrung lehrt auch, wenn man einem Patienten, der an einer hitzigen Krankheit matt und schwach daniederligt, die Zitrone auf den Puls bindet, daß sie ihre kühlende und herzstärkende Kraft dem Geblüt mitteile.« Nachweislich wirkt die Zitrone bei Fieber eingenommen fiebersenkend und entzündungswidrig. Wenn Sie matt und erkältet sind oder sich durch die Gegend schleppen müssen, wird es Ihnen besonders guttun, wenn Ihnen jemand einen – am besten frisch gepreßten – Apfelsaft mit Zitrone bereitet.
Eine wunderbar stärkende und erkältungswidrige Wirkung entfaltet heiße Zitrone mit Ingwer, gerade in der Übergangszeit und im Winter. Nehmen Sie etwa zwei Eßlöffel gehackten Ing-

wer und lassen Sie ihn eine halbe Stunde köcheln. Dann seihen Sie ab und geben den Saft einer Zitrone hinzu. Mit Ahornsirup oder Honig können Sie süßen.

Wenn Sie husten, können Sie mit Zitronenöl inhalieren, das desinfiziert und wirkt auswurffördernd.

Auch die Zitronensäure aus dem Saft fördert den Speichelfluß und erleichtert damit das Abhusten.

Geben Sie Zitronenöl in die Duftlampe, es desinfiziert die Raumluft und hebt die Stimmung!

☞ Was Sie sonst noch tun können

➤ Ihr Bestes geben Sie mit der nun folgenden stärkenden und toxinausleitenden Prozedur: Bei den ersten Erkältungsanzeichen können Sie sich den oben beschriebenen heißen Zitronen-Holunder-Trank bereiten. Bürsten Sie dann Ihre Haut mit einem Sisalhandschuh oder sogar einer Wurzelbürste so ab, daß sie richtig rot wird. Danach nehmen Sie ein ansteigendes Halbbad: Dazu füllen Sie 36 °C warmes Wasser in Ihre Badewanne, bis es bei zirka fünf Zentimeter unter Ihrer Nabelhöhe im Sitzen anlangt. Dann lassen Sie heißeres Wasser nachlaufen. Und zwar dermaßen, daß innerhalb von 20 Minuten die Wassertemperatur auf 40 °C bis 45 °C ansteigt, je nachdem, wieviel Sie aushalten. Der Wasserspiegel sollte dabei nicht höher als Bauchnabelhöhe erreichen, da sonst Ihr Kreislauf zu stark belastet werden könnte. Lassen Sie also währenddessen auch Wasser ablaufen. Es erfordert etwas Erfahrung, das ideal hinzubekommen: probieren Sie es einfach aus. Trinken Sie während des Bades schluckweise Ihren vorbereiteten heißen Trank.

- Nach diesen 20 Minuten ziehen Sie unabgetrocknet Ihren Bademantel an oder wickeln sich in ein Laken und gehen ins Bett, wo Sie sich sehr gut zudecken und eine Stunde lang schwitzen sollten. Danach ist es wichtig, die ausgeschiedenen Giftstoffe gut abzuseifen und abzuduschen. Wenn Sie sich danach noch bettbedürftig fühlen, legen Sie sich wieder hin, ansonsten können Sie einen flotten Spaziergang anschließen, bei dem Sie tief durchatmen und noch einmal schwitzen können.
- Bei Erkältungen soll der Körper entlastet werden. Wenn Sie wenig Appetit haben, fasten Sie ruhig. Keine Angst, Appetit und Kräfte kehren dann um so schneller zurück. Wenn Sie hungrig werden, nehmen Sie am besten nur leicht verdauliche Rohkost und Säfte zu sich. Oder essen Sie leichtverdauliche Speisen wie Gemüsesuppen.
- Flüssigkeit löst den Schleim und erleichtert das Abhusten und Ausschneuzen von Sekreten. Alte Grogrezepte wie die meines Großvaters: »Rum muß, Zucker kann, Wasser braucht nicht« sollten Sie besser umwandeln in »Wasser muß, Rum könnte eventuell, Zucker lieber nicht«.

Gallenbeschwerden

Schmerzen unter dem rechten Rippenbogen, Übelkeit, Blähungen, Verstopfungsneigung und Fettunverträglichkeit sind die Symptome, die auf einen ungenügenden Gallenfluß hinweisen können. Bei Streß und Ärger können sich die Gallengänge verengen und damit auch zu erschwertem Abfließen und zu Verdickung der Gallenflüssigkeit führen. Auch wenn ihre Zusammensetzung nicht optimal ist, kann die Konsistenz der Galle dicker werden, und Steine können entstehen. Gallensteine sind

in erster Linie ein Ergebnis jahrzehntelanger ungeeigneter Ernährung.
Die Zitrone steigert den Gallefluß, beseitigt Stauungen und begünstigt die Zusammensetzung der Galle. Sie hilft bei Beschwerden nach Entfernen der Gallenblase und beugt Gallengries oder Gallensteinen nicht nur vor, sondern hilft auch, sie aufzulösen. Deshalb gibt es als Hausmittel gegen Gallensteine diverse Rezepte, die aus Zitronen, Olivenöl und anderen, variablen Zutaten bestehen. Diese Kuren können Dauerkoliken auslösen, die zum Abgang von Gallensteinen führen sollen. Ich möchte diese Rezepte nicht empfehlen, da sich ein selbst bei der Cholecystographie unbemerkter Stein, der gar nicht durch den Gallengang paßt, lösen könnte. Bei der Mobilisierung eines scharfkantigen Steines könnte auch die Schleimhaut verletzt werden. Wenden Sie aus diesem Grund auch bei Koliken keine gallentreibenden Maßnahmen an, also auch keinen Zitronensaft. Gehen Sie lieber langsamer aber stetig vor, wenn Sie Ihre Steine mit Zitronen und anderen Maßnahmen auflösen und zur Ausscheidung bringen möchten.

Heilanwendungen mit Zitrone

Die Heillimonade (Kapitel »Anwendungen«) und viel frischer, verdünnter Zitronensaft bringen Ihre Galle wieder in Fluß, was sich auch subjektiv durch ein frischeres und wacheres Lebensgefühl bemerkbar macht.
Gegen Übelkeit hilft verdünnter und mit etwas Salz versetzter Zitronensaft.
Wenn Sie Gallengries oder Gallensteine bei sich vermuten, lohnen die folgenden nebenwirkungsfreien und gesunden Anwendungen, begleitend zur medizinischen Therapie:

Nehmen Sie mehrmals am Tag eine heiße Zitrone, das heißt den Saft einer Zitrone auf ein Glas heißes Wasser und trinken Sie ergänzend dazu drei- oder viermal am Tag ein Glas gemischten Karotten-, Rote Bete- und Gurkensaft.

Auch können Sie sich Ihrer Gallensteine mit einer ein- bis zweimonatigen Trinkkur mit einer Mischung aus Zitronensaft mit Apfelsaft entledigen. Auf einen Liter Apfelsaft kommt der Saft von zwei bis drei Zitronen. Abhängig von Ihrer Körpergröße trinken Sie davon einen bis zwei Liter am Tag. Ganz lecker, aber aufwendiger ist es, wenn Sie sich den Saft der Äpfel frisch pressen und zwischendurch die Zitronen mit in den Entsafter geben. Dabei können Sie pro Liter Saft die Schale einer halben oder ganzen Zitrone mitverwenden. Dieses edle Getränk schmeckt sehr gut.

Ebenfalls sehr wohlschmeckend ist es, wenn Sie die Zitrone schälen, kleinschneiden und dann in dem Apfelsaft pürieren.

☞ Was Sie sonst noch tun können

- ➤ Wenn Sie abends vor dem Schlafengehen dafür sorgen, daß sich die Gallenblase entleert, kann Gallenflüssigkeit über Nacht nicht eindicken, und der Steinbildung ist vorgebeugt. Trinken Sie deshalb vor dem Schlafen ein Glas Milch oder eine Tasse Maishaartee.
- ➤ Auch wenn Sie dreimal am Tag einen Eßlöffel Rettichsaft einnehmen oder Rettichsalat essen, kommt Ihre Galle ins Fließen.
- ➤ Gegen Krämpfe hilft heißer Pfefferminztee, mehrmals am Tag im Wechsel mit Kamillentee getrunken.
- ➤ Das folgende alte Hausmittel hilft, Gallensteine aufzulösen: Mischen Sie zu gleichen Teilen geriebenen Meerrettich,

Honig und Weinessig. Nehmen Sie davon jeden Morgen einen halben Teelöffel ein.
- ➤ Bei Koliken können Sie zehn Tabletten des Schüssler Salzes Magnesium phosphoricum D6 in heißem Wasser mit einem Plastiklöffel auflösen und schluckweise trinken.
- ➤ Außerdem hilft bei Koliken auch Erdrauchtee, der auch nach Gallenblasenoperationen guttut.
- ➤ Achtung! Machen Sie bei Koliken lieber keine heiße Packung! Es wäre gut möglich, daß auch eine Entzündung im Spiel ist. Legen Sie dafür eine kalte Packung so kalt wie möglich auf und erneuern diese, wenn sie sich erwärmt hat.

Gedächtnis- und Konzentrationsstörungen

Sie treten meist infolge von arteriosklerotischen Gefäßveränderungen auf, die zu Durchblutungsstörungen bestimmter Gefäßbezirke im Gehirn führen, oft in Verbindung mit Bluthochdruck. Lesen Sie noch einmal unter dem Stichwort »Arteriosklerose« nach, wie Sie das Grundübel lindern können.
Die Beschwerden können aber auch als Begleitsymptom einer Schilddrüsenunterfunktion auftreten. Zitronensaft hilft, die Drüsentätigkeit insgesamt zu regulieren.

Heilanwendungen mit Zitrone

Stellen Sie sich das Zitronen-Knoblauch-Elixier her und nehmen Sie es kurmäßig ein. In den Pausen dieser Kur können Sie die Heillimonade (Kapitel »Anwendungen«) anwenden.
Zitronenöl im Duftlämpchen fördert die Konzentrationsfähigkeit. Machen Sie sich das bei geistigen Arbeiten zunutze.

☞ **Was Sie sonst noch tun können**

➤ Um sich besser konzentrieren zu können, nehmen Sie dreimal einen Teelöffel Lezithin zu den Mahlzeiten.
➤ Zur Gedächtnisstärkung können Sie sich mehrmals täglich folgenden Tee herstellen: Setzen Sie einen Teelöffel grüne Walnußschalen in einer Tasse kaltem Wasser an. Nach einer Stunde erhitzen Sie dieses bis fast an den Siedepunkt (nicht kochen) und seihen dann ab. Sie können sich davon eine größere Menge auf einmal zubereiten, die Sie dann über den Tag verteilt kalt oder wieder angewärmt trinken.
➤ Fühlen Sie sich zudem »schlapp«, nehmen Sie dreimal täglich drei Tropfen Rosmarinöl in etwas Wasser oder Saft.
➤ Machen Sie morgens und abends Atemübungen am offenen Fenster.

Halsschmerzen

Halsschmerzen kommen selten allein, meist sind sie von anderen Symptomen ausgelöst oder begleitet. So könnte es sinnvoll sein, sich den Stichworten »Abwehrschwäche«, »Energiemangel«, »Entgiften« und »Erkältungskrankheiten« zuzuwenden.

Heilanwendungen mit Zitrone

Gurgeln Sie mit unverdünntem Zitronensaft. Falls Ihnen das zu schwerfällt, pressen Sie den Saft einer halben Zitrone in ein halbes Glas heißen Wassers und gurgeln Sie damit. Oder trinken Sie schluckweise Zitronensaft mit heißem Wasser und Honig mehrmals am Tag.

Ein starkes Konzentrat an antibakteriellen und antiviralen Wirkstoffen erhalten Sie folgendermaßen: Geben Sie zuerst eine etwa drei Zentimeter dicke Meerrettichscheibe und dann eine geschälte und kleingeschnittene Zitrone in den Entsafter. Fügen Sie dem Saft heißes Wasser und Honig hinzu, und lassen Sie das Ganze langsam den Rachen hinunterrinnen.
Sie können auch mit Zitronenöl inhalieren. Das gibt zusätzlich ein freies Gefühl im Kopf.
Machen Sie auch ein ansteigendes Fußbad, in das Sie den Saft von zwei bis drei Zitronen geben. Es leitet Toxine aus dem Körper aus und regt u.a. die Kopflymphe an, so daß die Infektion im Hals schneller vom Körper verarbeitet werden kann.

☞ Was Sie sonst noch tun können

- ➤ Der Zwiebelwickel entzieht dem Rachen lokale Entzündungsstoffe durch die Haut. Schneiden Sie sich viele hauchdünne Zwiebelringe und legen Sie sie auf ein mit kaltem Wasser getränktes und längs gefaltetes Küchenhandtuch. Dieses binden Sie dann geschickt um den Hals. Darüber kommt ein kleines Frotteehandtuch oder ein Wollschal. Behalten Sie diesen Wickel mindestens eine halbe Stunde an. Sie können auch damit einschlafen.
- ➤ Essen Sie über den Tag verteilt einige Datteln. Diese enthalten Wirkstoffe, die die Rachenschleimhaut desinfizieren und pflegen.

Hautflecken: Sommersprossen und Altersflecken

Altersflecken (Lipofuszinpigmente) treten an den Armen und Händen, am Dekolleté, auch seitlich an Hals, Stirn und Schläfen auf. Sie sind meist hellbraun und von unterschiedlicher Größe. An sich sind sie absolut harmlos und gelten als Schönheitsfehler. Wenn sie verstärkt an den Händen auftreten, ist dies ein Hinweis auf einen geschwächten oder kranken Darm. In diesem Fall ist eine ausgiebige Darmsanierung mit Ursachenbeseitigung der darmschädigenden Einflüsse ratsam. Dann werden die Pigmentierungen als Nebeneffekt langsam, aber sicher verschwinden. Von den handelsüblichen Bleichmitteln ist dringend abzuraten.

Heilanwendungen mit Zitrone

Völlig unproblematisch ist dagegen das Bleichen mit Zitronensaft. Schneiden Sie eine Zitrone auseinander und drücken Sie die Schnittfläche gegen die Haut mit den Sommersprossen oder Altersflecken, bis der Saft austritt. Trocknen Sie danach nicht ab, und machen Sie das dreimal täglich.
Oder tragen Sie eine Mischung aus Kochsalz und Zitronensaft auf, reiben das Ganze nach 15 Minuten in die Haut ein und waschen es erst nach zwei Stunden wieder ab.

☞ Was Sie sonst noch tun können

▶ Innerlich eingenommen, beugt aktivierter Bockshornklee Sommersprossen vor. Nehmen Sie diesen in Kapselform (Firma Dr. Pandalis) für zirka zwei Monate im Frühjahr. Auch Pigmentflecke können durch aktivierten Bockshornklee beseitigt werden. Kombinieren Sie die innerliche Einnahme mit den oben genannten Zitronensafteinreibungen.
▶ Zur Vorbeugung empfiehlt sich Vitamin-A-reiche Kost, zum Beispiel Karotten, Butter und Carotakürbis. Bedenken Sie bitte auch, daß eine gute Darm- und Leberfunktion die beste Vorbeugung und Therapie ausmachen.

Herpes an den Lippen

Die meisten Menschen haben schon Bekanntschaft mit dem Virus Herpes simplex gemacht, fast jeder trägt Antikörper gegen ihn in sich. Bei dem einen bricht er mehr oder weniger oft aus, der andere weiß noch nicht einmal, daß er Virusträger ist. Kriterium dafür ist der Zustand des Immunsystems. Dieses kann durch akute seelische Streßzustände wie etwa Liebeskummer oder Prüfungen oder durch körperlichen Streß wie Erkältungen derart belastet sein, daß die Herpesviren Gelegenheit haben, sich wieder einmal auszubreiten. Auch zuviel Sport und Sonne begünstigen ihren Ausbruch. Vorläufer von Lippenbläschen sind Spannungsgefühl und ein leichtes Jucken. Wenn Sie diese bemerken, zögern Sie keine Sekunde, greifen Sie sofort zur nächsten erreichbaren Zitrone!

Heilanwendungen mit Zitrone

Reiben Sie die betroffene Stelle mit dem Fleisch einer aufgeschnittenen Zitrone kräftig ein. Wiederholen Sie diese Einreibung sooft Sie wollen, am besten jede Stunde.
Wenn Sie an diesem Tag auch noch die Heillimonade (Kapitel »Anwendungen«) zubereiten und regelmäßig trinken, stärken Sie sich zusätzlich von innen. So besteht eine sehr gute Chance, daß das Bläschen nicht ausbricht.
Falls Sie die Bläschenbildung nicht verhindern konnten, können Sie es trotzdem noch mit Zitrone einreiben. Sie werden dann merken, daß der Herpes weniger aktiv wird und auch nicht so stark aufblüht. Die Viren reagieren nämlich empfindlich auf Säure, besonders auf die einer frischen Zitrone.

☞ Was Sie sonst noch tun können

- ➤ Wenn Sie einmal keine Zitrone zur Hand haben, können Sie Ascorbinsäure in Pulverform mit etwas Wasser zu einem Brei verrühren und diesen auf die Lippe auftragen und trocknen lassen.
- ➤ Es ist sehr von Vorteil, wenn die Stelle trocken gehalten wird. Dabei hilft auch Ihre Zahncreme. Nehmen Sie diese, wenn Sie auch keine Ascorbinsäure parat haben, und tupfen Sie sie auf die Herpesstelle.
- ➤ Auch Morgenurin, vom Mittelstrahl, in Herpes-Zeiten getrunken und vor allem aufgetupft, hilft.
- ➤ Falls Sie dennoch das Bläschen aus irgendwelchen Gründen nicht an seiner vollen Blüte hindern konnten, können Sie zumindest die Schmerzen lindern: mit Kampfergeist aus der Apotheke und mit den hier genannten Maßnahmen.

Herzbeschwerden

Zitronensäure wirkt blutverdünnend und entlastet damit den Herzmuskel. Sie können Zitrone vorbeugend und auch zur Behandlung von Herzrasen und rascher Ermüdbarkeit des Herzmuskels einsetzen.

Heilanwendungen mit Zitrone

Erleichtern Sie Ihrem Herzen die Arbeit, tun Sie etwas gegen die Zähflüssigkeit des Blutes. Lesen Sie unter dem Stichwort »Arteriosklerose« nach und überlegen Sie, ob die Zitronen-Knoblauch-Elixier-Kur für Sie in Betracht kommt.
Besorgen Sie sich das Entsäuerungssalz von Dr. Bösser aus der Apotheke. Nehmen Sie davon morgens eine Messerspitze zusammen mit dem Saft einer Zitrone und einem Glas Wasser ein, oder streuen Sie es in Ihr erstes Glas Heillimonade (Kapitel »Anwendungen«), die Sie rhythmisch trinken sollten, um Ihren Kreislauf zu entlasten.
Durch Darmgasbildung verursachte Herzbeklemmung kommt häufig vor. Mildernd wirkt Zitronensaft mit Beimengungen von etwas Wasser, schwarzem Pfeffer und Honig.

☞ Was Sie sonst noch tun können

➤ Vermeiden Sie alles, was Ihnen Blähungen bereitet, denn die Gase drücken den Darm zum Herzen hin und belasten es so, daß es zu Herzrhythmusstörungen kommt.
➤ Das früher häufig verwendete Gewürz Galgant stärkt das Herz. Bei entsprechend hoher Dosierung hilft es bei vielen

Herzbeschwerden bis hin zum beginnenden Infarkt. Sie erhalten Galgant im Kräuterhaus als Pulver oder in der Apotheke in Tablettenform. Um Ihr Herz zu kräftigen, können Sie Galgant in den täglichen Speiseplan einbeziehen und Ihre Speisen, wie etwa Suppen, damit würzen.
- ➤ Melisse wirkt entspannend auf das Herz. Überbrühen Sie einen gestrichenen Eßlöffel des getrockneten Krautes mit einer Tasse Wasser und lassen es fünf Minuten zugedeckt ziehen. Trinken Sie diesen Tee nach jeder Mahlzeit und vor dem Zubettgehen.

Heuschnupfen und andere Allergien

Zitrone wirkt unterstützend gegen alle Allergien. Vorausgesetzt natürlich, Sie sind nicht auch gegen die Zitrone allergisch! Falls Sie sich nicht sicher sind, ziehen Sie das Kapitel »Zitronenunverträglichkeit? So können Sie sich testen« zu Rate.
Bei Allergien, egal bei welchen, erhält die Körperpolizei quasi falsche Kommandos und bekämpft Minderheiten. Sie soll sich eigentlich aber um die Hauptfeinde kümmern. Damit das Immunsystem angemessener reagieren kann, hilft es, den Körper allgemein zu entlasten und zu stärken. Den Heuschnupfen betreffend, fangen Sie damit am besten zwei Monate vor voraussichtlichem Ausbruch an.
Beim Saft der Zitrone überwiegt der zusammenziehende Prozeß der Säurebildung. Diesen Effekt machen wir uns zunutze, wenn wir sie gerade dort einsetzen, wo Gewebeflüssigkeit zum Überquellen neigt, wie im Bereich der Schleimhäute der Atemwege. Beim Heuschnupfen müssen die wäßrig geschwollenen Nasenschleimhäute wieder »in Form« gebracht werden.

Heilanwendungen mit Zitrone

Genau das kann die Heillimonade (Kapitel »Anwendungen«). Trinken Sie sie kurmäßig während der Heuschnupfenzeit und auch schon vorher, um den Körper zu stärken.
Die Zitrone können Sie auch direkt auf die Schleimhäute geben: Nehmen Sie den Saft einer Zitrone auf ein Glas Wasser und ziehen Sie die Flüssigkeit in die Nase. Sie können auch noch Meersalz hinzugeben und eine Nasendusche benutzen. Das erleichtert ungemein!
Helfen Sie Ihrem Immunsystem mit der toxinausleitenden und stärkenden Prozedur, wie sie unter dem Stichwort »Erkältungskrankheiten« beschrieben ist.
Machen Sie einmal wöchentlich von dem heißen Zitronen-Holunder-Trank mit dem ansteigenden Halbbad Gebrauch.

☞ Was Sie sonst noch tun können

- ➤ Laufen Sie im frühen Jahr nach der Schneeschmelze barfuß durch Grünflächen.
- ➤ Nehmen Sie täglich das ganze Jahr über Honig von einem Imker nahe Ihrer Wohnung. So desensibilisieren Sie sich schonend und ohne Nebenwirkungen.
- ➤ Halten Sie bei Pollenflug in den frühen Morgenstunden die Fenster geschlossen. Ferner können Sie, um sich gegen die Pollen zu schützen, wenn Sie aus dem Haus gehen, einen Tropfen Olivenöl unter die Nasenlöcher reiben. Darin bleiben einige Pollen hängen.
- ➤ Magnesium lindert die Entzündung und Schwellung der Nasenschleimhaut. Kalzium lindert die allergische Reaktion. Wenn Sie beides als Mineralpräparate einnehmen

möchten, nehmen Sie Magnesium morgens und Kalzium abends.
- Brennesseltee, am besten dreimal täglich als starker Aufguß getrunken, entlastet und unterstützt den Körper derart, daß er nicht so sehr überreagieren muß.
- Sehr erleichternd ist es, zumindest während allergischer Phasen, Milch und Milchprodukte aus dem Speiseplan zu streichen. Ferner sind Eier und Getreideprodukte Schleimbildner, die allergische Reaktionen begünstigen. Auch Zucker schadet. Essen Sie lieber Buchweizen, Hirse, Kartoffeln, Gemüse und Obst in größeren Mengen.

»Kater«

Es heißt, Frauen würden einen halben, Männer einen ganzen Liter Bier vertragen. Mit dieser Menge Alkohol könne die Leber noch Schritt halten. Tatsächlich bedeuten diese Mengen aber für manche Menschen schon Katzenjammer am nächsten Morgen. Es ist nicht immer leicht zu unterscheiden, ob es sich nun um ein Zeichen einer schwachen Leber handelt, wenn Alkohol kaum vertragen wird, oder ob die Leber einfach gesund und damit sensibel ist.

Der Zustand Ihrer Leber hängt auch sehr davon ab, ob gerade »eine Laus darüber gelaufen« ist, oder ob Sie wirklich fröhlich feiern. In letzterem Fall werden Sie Alkohol besser vertragen.

Heilanwendungen mit Zitrone

Die Zitrone ist eine große Freundin der Leber. Mischen Sie ihren Saft »am Morgen danach« mit einem Glas Wasser und einem Teelöffel Natriumbikarbonat. Letzteres ist nichts anderes als Natron, das Sie in Apotheken oder Drogerien erhalten. Vorsicht: Es schäumt! Anstelle von Natron können Sie auch eine Messerspitze eines basischen Mineralgemischs wie das Entsäuerungssalz von Dr. Bösser verwenden.

☞ Was Sie sonst noch tun können

Nüchtern, das heißt am nächsten Morgen, wird Ihnen ein Apfel guttun. Ebenso können Sie mit viel Wasser Ihren Körper unterstützen, sein Nötiges zu tun. Die Lage mit Kaffee in den Griff zu bekommen, klappt meist nur kurzfristig und führt dann wieder zu Müdigkeit. Sie sind momentan in einer sehr sauren Stoffwechsellage, die durch Kaffee verschlimmert wird. Entsäuern Sie lieber mit viel frischem Obst und Gemüse.

Kinder, Befindensstörungen der

Wenn Kinder schlechte Leistungen in der Schule bringen, ohne darüber bekümmert zu sein, bestehen in der Regel starke Vitaminmangelerscheinungen. Das natürliche Vitamin C der Zitrone vermag diese Defizite auszugleichen.
Mit der Gesamtheit ihrer Wirkungen kann die Zitrone bei regelmäßiger Anwendung den Stoffwechsel des Kindes so umstimmen, daß natürliche Prozesse im Körper angeregt werden, die dafür sorgen, daß eine gesunde Selbstregulierung einsetzt. So sollte die Zitrone auch vorbeugend auf dem täglichen Speiseplan stehen. Eine mehrwöchige Anwendung der Zitrone lohnt sich besonders bei extremer Zappeligkeit der Kinder, bei Trotzigkeit und wenn sie nicht recht gedeihen wollen.

Heilanwendungen mit Zitrone

Das regelmässige Trinken der Heillimonade mit Ahornsirup (Kapitel »Anwendungen«) ist die wirkungsvollste Art und Weise, Ihrem Kind die Zitrone zu Heilzwecken zu verabreichen. In vielen Fällen dürfte es ausreichen, wenn Ihr Sprößling nachmittags drei Stunden lang je einmal stündlich etwas Heillimonade zu sich nimmt.
Zitronensaftspritzer über dem Essen fördern in einigen Fällen die Bereitschaft des Kindes, es zu verzehren.
Zitroneneis könnten Sie selbst herstellen, es ist jedoch durch den Gefrierprozeß nicht so wirksam wie die frische Frucht.
Bitte zwingen Sie Ihrem Kind niemals die Zitrone auf! Bieten Sie sie lieber unaufdringlich an, so daß das Kind die Chance hat, von sich aus Gefallen daran zu finden. Probieren Sie aus, in welcher Form die Zitrone Ihrem Kind am meisten zusagt.
Kinder, die Obst und Gemüse sowie Fruchtsäfte ablehnen, verlangen oft schon nach wenigen Anwendungen der potenzierten Zitronensäure, wie sie in »Citrokehl« enthalten ist, lebhaft nach diesen Nahrungsmitteln und entwickeln sich dann auch sichtbar besser. Lesen Sie die Anwendung unter dem Stichwort »Appetitmangel« nach.
Auch bei Verdauungsstörungen von Kindern wirkt ein Zitronensaftgetränk meistens schnell und regulierend. Ziehen Sie mögliche Pilzerkrankungen in Betracht und lesen Sie dazu das entsprechende Kapitel dieses Buches.
Bei nervösen Kindern können Sie dem Zitronengetränk mit Honig oder Ahornsirup noch zwei Tropfen Salbeiöl zufügen.

☞ Was Sie sonst noch tun können

➤ Bitte seien Sie weder dem Zappelphilipp, dem (Essens-)Verweigerer oder dem Kind, das nicht die erwünschten Schulnoten erzielt, böse! Lassen Sie lieber heilkundlich abklären, ob Allergien oder chronische und unbemerkte Infektionen vorliegen. Betrachten Sie sich bitte auch selbstkritisch: Vielleicht sind Sie selbst sehr angespannt, oder Sie schaffen es nicht, das Kind vor Zucker, Cola und anderen konzentrierten Kohlenhydraten zu schützen.

➤ Gerade auch bei Kindern kann man mit der richtigen Ernährung sehr viel bewirken, doch leider überfordert die Beschaffung und Zubereitung des wünschenswerten Essens und vor allem das »An-das-Kind-bringen« manchmal auch die ideale Mutter. Sicher ist es für Ihre Entspannung und damit auch für die des Kindes hilfreich, wenn Sie vor sich selbst nicht den Anspruch haben, die beste Mutter der Welt zu sein. Wahrscheinlich sind Sie es gerade dann. Mit einfachen Heilmitteln aus der Nahrung können Sie viel ausrichten, beispielsweise indem Sie Ihrem hyperaktiven Kind ungesättigte Fettsäuren aus guten Ölen in den Salat geben und niedere Fette wie in Pommes frites meiden.

➤ Hefepräparate sind ein echter Erfolgshit für Kinder, die schlecht in der Schule mitkommen oder langsam wachsen. Das Präparat »Zell Oxygen Plus« von Dr. Wolz, das in Reformhäusern und Apotheken erhältlich ist, ist mit Fruchtsaft versetzt und schmeckt gut. Es ist reich an natürlichen Enzymen, Vitaminen, Aminosäuren, Mineralien und Spurenelementen, die durch eine besondere Produktionsweise gut vom Körper aufgenommen werden können.

➤ Kindern, die trotz guten Essens nicht gedeihen wollen, können Sie Spitzwegerichsaft verabreichen.

➤ Kinder, die nicht essen wollen, werden oft zu besseren Essern, wenn Sie einige Spritzer Maggi auf ihr Brot geben.
➤ Allgemein hat sich die kraniosakrale Körperarbeit als ausgesprochen förderlich für Leib, Geist und Seele der Kinder erwiesen. Sie können sich danach bei in der Methode erfahrenen Krankengymnasten und Heilpraktikern erkundigen.

Kopfschmerzen

Wenn Kopfschmerzen regelmäßig auftreten, sind sie ein Wink des Körpers für ein tieferliegendes Ungleichgewicht: Fehlstellungen der Halswirbel, Organstörungen, Allergien, Schadstoffbelastungen und anderes kann sich in Form des Kopfschmerzes bemerkbar machen. Bei gelegentlich auftretendem Kopfschmerz handelt es sich meist um leichtere Störungen wie Überreizungen oder momentane Verdauungsprobleme.

Heilanwendungen mit Zitrone

Wenn Sie schon bei beginnendem Kopfweh handeln, handeln Sie am wirkungsvollsten. Das wohl bekannteste, beliebteste und wirksamste Hausmittel gegen Kopfschmerzen und Wetterfühligkeit ist der Zitronenkaffee. Wenn man aus Geschmacksgründen Kaffee und Zitronensaft getrennt nacheinander trinkt, hilft das erfahrungsgemäß nicht so gut. Also mischen Sie lieber gleich eine Tasse Bohnenkaffee mit dem Saft einer ganzen Zitrone. Wenn Sie danach eine Viertelstunde nichts essen, erzielen Sie eine schnellere Wirkung.
Falls Sie Kaffee nicht nehmen möchten, oder wenn Sie sich eine Weile nach dem Zitronenkaffee immer noch nicht wohl

fühlen, können Sie konzentrierte Zitrone mit Honig herstellen: Mischen Sie den Saft einer Zitrone mit der gleichen Menge heißem Wasser und fügen Sie dann einen Teelöffel Honig hinzu. Oder trinken Sie den Saft einer Zitrone auf ein Glas Wasser, dem Sie eine gute Messerspitze Entsäuerungssalz von Dr. Bösser zugegeben haben.

Bei einseitigem Kopfschmerz können Sie das Innere von Zitronenschalen an die Schläfe pressen oder sich Zitronenscheiben auf die schmerzenden Stellen auflegen.

Bei chronischen Kopfschmerzen eignen sich ansteigende Fußbäder mit Zitrone, um die Zirkulation von Kreislauf und Lymphsystem anzuregen, wobei sich Toxine, Säuren und Stauungen, die Kopfschmerzen (mit-)verursachen, sehr gut ableiten lassen. Machen Sie das Fußbad wie unter dem Stichwort »Arteriosklerose« beschrieben, und geben Sie den Saft von zwei bis drei Zitronen hinzu.

Auch wird Ihnen Zitronenöl im Duftlämpchen gut bekommen, nachdem Sie Ihre Räume gut gelüftet haben.

☞ Was Sie sonst noch tun können

➤ Einen beginnenden Migräne- oder Kopfschmerzanfall können Sie mildern, wenn Sie sich folgendermaßen verhalten: Nehmen Sie die Zitrone wie in den Anwendungen beschrieben ein. Dann legen Sie sich am besten in einem abgedunkelten Zimmer hin, legen sich eine feuchtheiße Kompresse auf die Leber und einen kalten Umschlag auf die Stirn und warten auf Besserung. Die Leber liegt übrigens unter den Rippen im rechten Oberbauch.

➤ Bei darmbedingtem Kopfschmerz legen Sie sich Eiswürfel in die Winkel zwischen Daumen und Zeigefinger.

- Ferner können Sie sich den Nacken mit Pfefferminzöl einreiben. Oder Sie legen sich Majorankompressen unter den Nacken. Dazu überbrühen Sie Majorankraut kurz mit kochendem Wasser, drücken es aus und legen es dann auf ein feuchtes Handtuch, auf welches Sie Ihren Nacken betten. Anstelle des frischen Krautes können Sie auch Majoranöl auf ein feuchtes, dünnes Tuch tropfen. Dieses können Sie sich in den Nacken legen oder um den Nacken binden. Darüber kommt noch ein trockenes Tuch.
- Auch Magnesium hilft, besonders wenn Sie öfter latente Schmerzen haben. Studien zufolge können bei einer vorbeugenden täglichen Einnahme von 0,6 g Magnesium Migräneattacken gelindert oder gar vermieden werden.
- Im akuten Fall können Sie zehn Tabletten Schüssler Salz Magnesium phosphoricum D6 in heißem Wasser mit einem Plastiklöffel auflösen und trinken.
- Meiden Sie Schokolade, Kaffee, Käse und Rotwein.
- Unabhängig von der Schmerzursache können Sie vorbeugen, indem Sie regelmäßig mehrfach ungesättigte Fettsäuren wie Weizenkeimöl und Leinöl reichlich in Ihrer Küche einsetzen. Zusätzlich können Sie sich noch Nachtkerzenöl in Kapseln besorgen.
- Bei chronischen Kopfschmerzen können Sie von folgender Tinktur der Königskerze täglich vier Tropfen einnehmen: Setzen Sie Saft und Kraut der Pflanze mit der gleichen Menge Wodka an und lassen Sie alles 14 Tage ziehen.
- Aber Achtung: Lassen Sie bei chronischen Kopfschmerzen die Ursachen abklären, und lassen Sie sich dabei auch auf Allergien und Schadstoffe hin testen.

Leberfunktionsschwäche

Die Leber ist unser größtes Stoffwechselorgan, es sind über 600 Leberfunktionen bekannt! Jede chronische Erkrankung schwächt die Leber. Das ist kaum merklich, denn sie kann keine Schmerzen verursachen. Nur falls sie auch anschwillt, wird die Kapsel, die sie umgibt, gedehnt – und das kann weh tun. Im Gegensatz dazu kann die Gallenblase, die unter ihr liegt, bei Entzündung schmerzhaft sein. Dieser Schmerz kann auch in den Rücken oder die rechte Schulter ausstrahlen.

Falls Sie wissen möchten, wie man sich mit einer geschwächten Leber fühlt, brauchen Sie sich nur am Tag (besonders am Morgen) nach einem kleineren Alkoholgenuß oder auch größerem Alkoholexzeß beobachten. Sie werden dann feststellen, daß die Zeichen einer überforderten Leber Müdigkeit und Schlappheit sind. Auch Traurigkeit entsteht ohne besonderen äußeren Anlaß bei unzureichender Lebertätigkeit.

Erfreulich dagegen ist die Tatsache, daß die Leber ein an sich sehr regenerationsfreudiges Organ ist. Mit ihrer Regeneration fühlt sich der ganze Mensch frischer, freier und lebenslustiger. Bedenken Sie, daß die Leber zum großen Teil aus dem Darm mit Blut versorgt wird. Wenn dieser belastet ist, nimmt sie durch ihn giftige Stoffe auf, die sie zusätzlich verarbeiten muß. Die Zitrone hat eine starke Leberwirkung: Sie reinigt, entstaut und stimuliert die Leber. In der Ayurveda-Klinik in Benares werden Patienten, die an infektiöser Hepatitis leiden, ausschließlich mit Zitronensaft und Glukose behandelt.

Heilanwendungen mit Zitrone

Eine hervorragende Kur ist das rhythmische Trinken der Heillimonade (Kapitel »Anwendungen«) mit Lapachotee. Lapachotee besteht aus der inneren Rinde eines Baumes, den die südamerikanischen Indianer seit Generationen für Heilzwecke einsetzen. Lassen Sie zwei Teelöffel davon fünf Minuten in einem Liter Wasser köcheln und dann 15 Minuten ziehen. Seihen Sie ab, und füllen Sie den Tee in eine Thermoskanne. So können Sie ihn regelmäßig im Wechsel mit der Heillimonade anwenden. Das heißt zum Beispiel, daß Sie zu jeder halben Stunde ein kleines Glas Heillimonade und zu jeder vollen Stunde eine kleine Tasse Lapachotee trinken. Sie können jede Portion aufs neue nach Belieben süßen oder pur trinken.
Je nachdem wie lange es dauert, bis Sie sich wieder frisch, frei und lebenslustig fühlen, können Sie diese Kur von der Länge eines Nachmittags bis hin zu mehreren Wochen durchführen.
Falls Ihnen die Herstellung der Heillimonade oder/und die Durchführung dieser Kur aus irgendwelchen Gründen nicht möglich sein sollte, können Sie sich Lapachotee bereiten, in den Sie frisch gepreßten Zitronensaft geben. Zitronensaft in jeder Form tut der Leber gut!

☞ Was Sie sonst noch tun können

- ➤ Trinken Sie täglich ein Glas Möhrensaft mit einem Schuß Weizenkeimöl. Die Leber liebt die darin enthaltenen Vitamine A und E. Auch hochungesättigte Fettsäuren, wie sie in Leinöl oder Sesamöl enthalten sind, tun ihr sehr gut.
- ➤ Zum Entgiften hilft die Wegwartenabkochung: Bringen Sie zwei Eßlöffel des getrockneten Krauts in einem halben

Liter kalten Wasser langsam zum Kochen und lassen Sie 10 Minuten ziehen. Trinken Sie dreimal täglich eine Tasse.
➤ Unterstützend auf die Leberfunktion wirkt der heiße Prießnitz-Wickel: Überbrühen Sie ein quadratisch gefaltetes Handtuch mit kochendem Wasser und legen Sie es sich auf die Leber. (Die Leber liegt rechts unter den Rippen.) Darüber kommt ein trockenes Handtuch, und darauf können Sie sich noch eine Wärmflasche legen. Machen Sie diesen Wickel täglich.
➤ Achten Sie auf eine gute Darmfunktion und ziehen Sie, besonders wenn Sie unter chronischen Beschwerden leiden, eine Darmreinigung in Betracht.

Lungen- und Bronchialerkrankungen

Bei Bronchitis, allergischem Asthma, Asthma bronchiale, Tuberkulose, Lungenkrebs, Lungenentzündung sowie bei Rippenfellentzündung hat sich, begleitend zur ärztlichen Therapie, die Anwendung der Zitrone in jeder Form bewährt.

Heilanwendungen mit Zitrone

Eine aufkeimende Bronchitis können Sie verhindern, indem Sie schon bei den ersten Anzeichen den Saft einer Zitrone mit heißem Wasser und Honig oder Ahornsirup trinken. Beachten Sie gegebenenfalls auch die Hinweise unter dem Stichwort »Erkältungskrankheiten«.
Gegen Bronchitis können Sie abends den Saft von drei Zitronen mit einer Handvoll kleingehackter Petersilie und zwei Teelöffeln Honig ansetzen. Am nächsten Morgen seihen Sie ab

und nehmen die Mixtur teelöffelweise über den Tag verteilt ein.
Zur allgemeinen Kräftigung und bei Lungen- und Bronchialkatarrh hilft der Zitroneneierlikör. Seine Zubereitung finden Sie unter dem Stichwort »Energiemangel«.
Wenn sich Atembeschwerden bei Erwärmung verschlimmern und Sie nach Luft ringen müssen, erleichtert die Anwendung der potenzierten Zitronensäure, wie sie im Präparat »Citrokehl« enthalten ist, die Sauerstoffzufuhr in das Lungengewebe. Trinken Sie dreimal in der Woche den Inhalt einer Ampulle in einem Glas Zitronensaft. Auch bei Teer-, Benzpyren- und Nikotinablagerungen in den Atmungsorganen hat sich die Einnahme oder Injektion dieser Ampullen bewährt.
Das Inhalieren von Zitronenöl kann bei Bronchitis und Bronchialasthma Erleichterung verschaffen.
Bei Asthma können Sie auch einige Tropfen Zitronensaft in heißen Weißwein geben, in dem Sie zuvor zerstoßene Nelken und Wacholderbeeren haben ziehen lassen.

☞ Was Sie sonst noch tun können

➤ Bronchial- und Lungengewebe sind sehr schadstoffempfänglich und lassen sich nur schwer wieder entgiften. Machen Sie sich bewußt, was Sie einatmen: Autoabgase, Zigarettenrauch, Lösungsmittel oder frische Luft? Machen Sie täglich einen Spaziergang, wobei Ihnen auch die Sonne guttun wird. Urlaub am Meer, auch in rauherem Klima, kann Kururlaub für Sie bedeuten. Im Zimmer sollte hohe Luftfeuchtigkeit herrschen. Hängen Sie sich im Winter feuchte Tücher über die Heizung oder lüften Sie oft.

➤ Fangen Sie wieder an zu singen, singen Sie dann mehr und mehr, bis Sie schließlich überschwenglich werden. Viel-

leicht werden andere Ihr Kranksein dann nicht mehr ernst nehmen, Sie jedoch stärken Ihre Kraft in der Brust, Ihre Immunabwehr und Ihre Lebensfreude.
➤ Essen Sie weniger Milchprodukte, dafür mehr Chlorophyllhaltiges wie z.B. Alfalfa-Sprossen.
➤ Schleimlösend und lindernd bei Hustenanfällen wirkt selbsthergestellter Porreesirup: Kochen Sie zwei Porreestangen weich, pürieren Sie sie und fügen Sie zwei Eßlöffel Honig hinzu. Kochen Sie das Ganze dann noch ein wenig ein. Bewahren Sie den Porreesirup im Kühlschrank auf und nehmen Sie bei Bedarf einen Eßlöffel davon.

Magenleiden

Andauernder psychischer Druck kann sich stark auf den Magen auswirken und eine Magenschleimhautentzündung auslösen und unterhalten, die zum Geschwür werden kann. Aber auch Völlerei, alkoholische Exzesse, Nikotin und manche Medikamente schlagen auf den Magen.
Eine beachtenswerte und oft vernachlässigte Ursache für zuviel Magensäure ist nicht die lokale Erkrankung des Magens, sondern eine Allgemeinerkrankung des Körpers: Die latente Azidose oder, anders ausgedrückt, der Basenmangel. In den Belegzellen des Magens wird bei Nahrungsaufnahme Kochsalz in Salzsäure und basisches Natriumbikarbonat aufgespalten. Wenn im Körper ein Basenmangel herrscht, können Bauchspeicheldrüse und Zwölffingerdarm ihre Aufgabe als Basenspender nicht ausreichend erfüllen und veranlassen deshalb die Belegzellen des Magens, mehr Kochsalz zu spalten, so daß mehr Natriumbikarbonat entsteht. Dadurch werden gleichzeitig Säuren frei, die dann aber nicht zur Nahrungsspaltung die-

nen, sondern ungenutzt im Magen verweilen. Wenn dieser Vorgang chronisch abläuft, wird die Magenschleimhaut angegriffen und entzündet sich. Die oft in diesen Fällen eingesetzten Säureblocker verhindern nicht nur symptomatisch die Bildung von zuviel Magensäure, sondern hemmen als Nebenwirkung auch die für die Verdauung dringend notwendige Basenproduktion. Die ursächlichere Behandlung in diesen Fällen ist die Entsäuerung des ganzen Organismus und seine Anreicherung mit basischen Mineralien.

Heilanwendungen mit Zitrone

In akuten Fällen von stark übersäuertem Magen (aktive Geschwüre, akute Gastritis) empfiehlt sich die Zitrone nicht, da es medizinisch nicht unumstritten ist, wie die Zitrone in einem stark übersäuerten Magen wirkt. In Zeiten allerdings, in denen Sie nicht unter akuten Beschwerden eines stark übersäuerten Magens leiden, empfiehlt sich die Zitronenbrause.
Zitronenbrause stellen Sie her, indem Sie genau abgemessen einen Teelöffel Natriumbikarbonat (als Natron in Apotheke oder Drogerie erhältlich) mit neun Teelöffeln Zitronensaft in einem Glas Wasser verrühren. Die Zitronenbrause liefert dem Körper die fehlenden Basen durch das Natriumbikarbonat und durch die Zitronensäure, die im Blut basisch verstoffwechselt wird, nachdem sie den Magen passiert hat. Außerdem sind die Säuren der Zitrone hier mit Natriumbikarbonat gepuffert, so daß sie im Magen nicht »beißen«. Auch wenn Sie einen ständigen Magensäureüberschuß haben, ist Zitronensaft für Sie von Nutzen: er reinigt den Magen und klärt den gleichzeitig verstärkt gebildeten Schleim. Bei Sodbrennen können Sie den Saft einer Zitrone mit zwei Litern Wasser verdünnen.

Zitronensaft fördert die gesamte Verdauungstätigkeit, indem er die Produktion von Speichel in Mund und Bauchspeicheldrüse und die Magensekretion anregt. Er hilft bei Übelkeit und Brechreiz, bei Blähungen und Krämpfen. Auch bei Magensäuremangel können Sie Zitronensaft wegen seines Gehaltes an freier Zitronensäure an Stelle von Salzsäure-Präparaten oder Pepsinwein einnehmen. Verdünnen Sie ihn in dem Verhältnis, wie er für Sie am bekömmlichsten ist. Experimentieren Sie damit und mit der Menge, die Sie benötigen.

Sie können auch drei Teelöffel der geriebenen und getrockneten Schale mit Honig einnehmen, um die Magentätigkeit anzuregen. Oder fügen Sie Ihrem Tee frische oder getrocknete Zitronenschalen hinzu.

☞ Was Sie sonst noch tun können

➤ Gegen Magenschmerzen, Gastritis und sogar gegen das gefürchtete Magen- und Zwölffingerdarmgeschwür können Sie sich von der Wunderwirkung des Weißkraut-Salates überzeugen lassen: Salzen Sie abends fein geraspeltes Weißkraut und versetzen Sie es am Morgen mit Essig, Kümmel und hochwertigem Salatöl. Essen Sie viel dieses wohlschmeckenden Salates auf nüchternen Magen.

➤ Bei Magenkrämpfen können Sie als erste Hilfe eine Tasse Hagebuttentee trinken.

➤ Magensäureanregend wirkt folgender Tee: Überbrühen Sie einen Eßlöffel Tausendgüldenkraut mit einem halben Liter Wasser, und lassen Sie ihn fünf bis zehn Minuten ziehen. Trinken Sie davon eine Tasse vor dem Essen.

➤ Nach einer spürbar schwer verdaulichen Mahlzeit tut eine Wärmflasche gut, aber auch die Wärme der eigenen Hand.

Menstruationsbeschwerden

Bei Beschwerden vor der Regel lohnt es sich, diese einmal im Zusammenhang mit der Leber zu betrachten. Denn die Leber muß das Östrogen, welches im Laufe des Zyklus gebildet wird, wieder abbauen. Ist der Leberstoffwechsel geschwächt, kommt es zu Stauungen im Blutkreislauf, im kleinen Becken und auch im Drüsengewebe der Brust. Wenn Sie sich unter dem Stichwort »Leberfunktionsschwäche« informieren, wissen Sie, wie Sie Ihre Leber pflegen können. Tun Sie das von jetzt an bis zur nächsten Mensis und beobachten Sie, ob sich die prämenstruellen Beschwerden verändern.

Heilanwendungen mit Zitrone

Die Zitrone hilft nicht nur bei den Beschwerden vor der Periode, sie vermag auch eine zu starke Mensis zu hemmen. Aber auch bei kurzen, schwachen Regeln mit dunklem Blut und unangenehmem Geruch, die manchmal von Rückenschmerzen begleitet sind, hilft die Zitrone. Zur Linderung können Sie an diesen Tagen reichlich Zitronensaft in jeder Form verwenden. Wenn Sie jedoch Ihren Körper so »umstellen« wollen, daß er all diese Erscheinungen nicht mehr nötig hat, erreichen Sie viel, wenn Sie folgendermaßen verfahren: Trinken Sie regelmäßig die Heillimonade (Kapitel »Anwendungen«) und fügen Sie ihr ein- bis zweimal wöchentlich die potenzierte Zitronensäure, wie in »Citrokehl«-Ampullen enthalten, zu.

☞ Was Sie sonst noch tun können

➤ Um gegen eine zu starke Mensis gewappnet zu sein, können Sie sich einen Hirtentäschelwein vorbereiten. Dazu setzen Sie das Kraut ohne die Früchte in einem Liter trockenen Weißwein an und lassen diesen an einem kühlen Ort eine Woche lang ziehen. Dann seihen Sie fein ab und füllen den Wein wieder in die inzwischen gesäuberte Flasche. Bei Bedarf können Sie davon alle Stunde einen Eßlöffel einnehmen.

➤ Oder bereiten Sie sich morgens einen Tee, indem Sie zwei Teelöffel getrockneter Hirtentäschelblätter mit zwei Tassen kochendem Wasser übergießen, den Tee abkühlen lassen und dann abseihen. Diesen Tee trinken Sie am besten schluckweise über den Tag verteilt.

➤ Schafgarbensaft aus dem Reformhaus wirkt krampflösend.

➤ Gegen eine zu schwache Regel können Sie einen Aufguß aus Beifußkraut zweimal täglich vorbeugend in der Woche vor der Periode machen.

➤ Bei nahezu allen Naturvölkern und stellenweise auch in den sogenannten »westlich orientierten« Ländern Asiens arbeiten die Frauen weniger oder gar nicht, wenn sie menstruieren. Freuen auch Sie sich über die wundervollen regulativen Vorgänge in Ihrem Körper und passen Sie sich ihnen an, anstatt sie als Last zu empfinden. Feiern Sie, daß Ihr Körper eine große Möglichkeit zur Entgiftung nutzt. Gehen Sie viel an die frische Luft und nehmen Sie die Dinge leichter.

Mundgeruch

Magen- und Darmstörungen, Entzündungen in der Mundhöhle, Zahnfäule und auch Entzündungen der Nasennebenhöhlen können einen üblen Geruch aus dem Mund verursachen, den man meistens selbst nicht riecht. Auch können tiefe seelische Erschütterungen derart auf den Magen schlagen, daß Mundgeruch entsteht. Wie auch immer Sie den Ursachen Beachtung schenken, mit den folgenden einfachen Mitteln können Sie dem peinlichen Geruch vorbeugen und etwas dagegen unternehmen.

Heilanwendungen mit Zitrone

Im 17. Jahrhundert trugen die Damen des französischen Hofes eine Zitrone bei sich, um von Zeit zu Zeit hineinzubeißen, ihren Atem daran zu erfrischen und den Lippen ein helleres Rot zu verleihen. Die Damen wußten seinerzeit nicht, daß die Zitronensäure den Zahnschmelz angreifen kann. Daher möchte ich Ihnen die Anwendung dieser Methode nicht auf Dauer empfehlen. Gelegentlich können Sie schon einmal »in die saure Zitrone beißen«, etwa wenn zu starker Alkoholgenuß zu überdecken ist.
Wenn Sie sich ein paar Minuten nach Mundspülungen mit reinem Zitronensaft den Mund mit Wasser ausspülen, können Sie so die bakterienabtötende Wirkung der Zitronensäure ohne Nebenwirkungen auf den Zahnschmelz nutzen. Genauso können Sie verfahren, wenn Sie mit purem Zitronensaft gurgeln. Dadurch bekommt Ihr Atem einen feinen Wohlgeruch.
Sie können auch mit einer Abkochung aus den Samen gurgeln. Nehmen Sie einen Eßlöffel der Samen, zerdrücken diese etwas,

und kochen Sie sie dann mit 250 ml Wasser für zehn Minuten. Danach seihen Sie ab und gurgeln bei Bedarf damit.

☞ Was Sie sonst noch tun können

- Kauen Sie ab und zu Wacholderbeeren und behalten Sie sie längere Zeit im Mund.
- Sie können auch Heilerde einnehmen: Speicheln Sie einen Teelöffel davon ein und trinken Sie ein Glas Wasser nach. Bei Verstopfungsneigung nehmen Sie weniger: Verrühren Sie einen halben Teelöffel Heilerde mit zwei Gläsern Wasser und trinken Sie morgens und abends jeweils ein Glas.

Nagelpflege

Brüchige Nägel oder Rillen in den Nägeln weisen auf einen Mineralmangel hin. Versuchen Sie herauszufinden, welche Mineralien Ihnen fehlen oder führen Sie sich Mineralien verstärkt mit der Nahrung zu, bevor Sie sich mit irgendeinem Präparat aus der Apotheke eindecken.
Bedenken Sie, daß die Nagelhaut den Nagelboden vor Schmutz und Bakterien schützt. Schneiden Sie sie also nicht ab, sondern schieben Sie sie mit einem Holz- oder Kunststoffstab zurück.

Heilanwendungen mit Zitrone

Fingernägel können leicht von Zigaretten, Möhren und anderen Stoffen eingefärbt werden. Um sie zu entfärben, aber auch um die Nagelhaut zu reinigen, stecken Sie Ihre Fingerspitzen

in eine halbe Zitrone und drehen sie darin hin und her. Das hat den zusätzlichen Vorteil, daß unangenehme Gerüche zu einem feinen Duft werden.
Brüchige Nägel und Nägel, die Sie kräftigen möchten, können Sie des öfteren mit Zitronensaft und Zitronenöl einreiben. Das Zitronenöl schützt zudem die Nagelhaut.

☞ **Was Sie sonst noch tun können**

➤ Cremen Sie sich die Nägel mit Vaseline ein, bevor Sie Ihnen Strapazen wie Chlor- oder Salzwasser zumuten.
➤ Von innen kann die Kieselsäure der Hirse Ihre Nägel aufbauen, wenn Sie sie über einen längeren Zeitraum regelmäßig essen: Am besten wirkt rohe Hirse, die Sie als Hirseflöckli im Reformhaus erhalten. Oder Sie mahlen Hirse in Ihrer Getreidemühle. Für sicht- und fühlbare Effekte sollten Sie täglich über sechs Wochen Hirse essen.

Nasennebenhöhlenentzündung

Die mit der Nasenhöhle in Verbindung stehenden Nebenhöhlen sind ebenfalls mit einer Schleimhaut ausgekleidet, die sich entzünden kann. Dies geschieht leicht, wenn eine Erkältung mit Schnupfen nicht ausheilen konnte. Aber auch Schwimmen, Tauchen, Eiterungen im Zahnbereich oder allergischen Erkrankungen der Nase können einen entzündlichen Prozeß in den Nebenhöhlen auslösen, der schleichend chronisch werden kann.
Die Zitrone reinigt die Schleimhäute, indem sie Schleim löst und gegen die Bakterien wirkt, die ihn produzieren.

Heilanwendungen mit Zitrone

Um Schleim aus den Nebenhöhlen und anderen Körperteilen zu lösen, wird die Wirkung der Zitrone hier in Verbindung mit Meerrettich potenziert: Stellen Sie sich einen Brei aus einem Achtelliter geriebenem Meerrettich und dem Saft von drei Zitronen her und bewahren Sie ihn im Kühlschrank auf. Davon nehmen Sie vormittags und nachmittags zwischen den Mahlzeiten einen halben Teelöffel voll ein. Dies wird ein gewaltiges Erlebnis sein, es mag brennen und die Augen können tränen, je nachdem wieviel Schleim sich angesammelt hat. Essen und trinken Sie unmittelbar hinterher nichts. Danach werden Sie sich befreit und wohler fühlen. Diese Anwendung reinigt alle Schleimhäute im Körper, vorrangig aber die der Kopfhöhlen, ohne sie zu reizen oder ihnen irgendwie zu schaden. Machen Sie dies über Wochen und Monate, bis Sie den Meerrettichbrei essen können, ohne irgendein Unbehagen dabei zu verspüren. Dann erst ist Ihre Nasennebenhöhlenentzündung ausgeheilt, und Sie werden sich wirklich frei im Kopf fühlen.

Sicherlich erreichen Sie hier auch viel mit dem rhythmischen Trinken der Heillimonade (Kapitel »Anwendungen«).

Bei akuten Entzündungen können Sie auch Zitronensaft mit heißem Wasser übergießen und schluckweise trinken.

Zitronenöl-Inhalationen desinfizieren den Nasen-Rachenraum auf sanfte Weise. Ebenso wirkt Zitronenöl in der Duftlampe.

Zur Nachbehandlung und Pflege der Nasennebenhöhlen eignen sich Nasenspülungen mit Zitronensaftwasser. Dazu können Sie Nasenduschen (in der Apotheke erhältlich) verwenden, oder ganz einfach das kalte Zitronensaftwasser aufziehen und sofort heftig herunterschneuzen. Machen Sie das mehrmals täglich, besonders morgens.

☞ **Was Sie sonst noch tun können**

- Meiden Sie schleimbildendes Essen wie Milchprodukte, zuviel Getreideprodukte und konzentrierte Zuckerwaren. Essen Sie lieber viel, in der akuten Phase ausschließlich, rohe Nahrung.
- Rotlicht und temperaturansteigende Fußbäder beschleunigen den Heilungsprozeß. Um den Temperaturanstieg bei den Fußbädern praktisch und relativ genau hinzukriegen, können Sie sich einen Kessel siedendes Wasser neben Ihre Fußbadewanne stellen. Beginnen Sie bei einer Wassertemperatur von 33 °C und geben Sie innerhalb der nächsten 20 Minuten immer wieder heißes Wasser aus dem Kessel hinzu, bis Ihre Füße feuerrot werden. Das Wasser kann durchaus eine Endtemperatur von 45 °C erreichen, wenn Sie das aushalten können. Halten Sie währenddessen auch Ihren Oberkörper warm.
- Achten Sie auf genügend Luftfeuchtigkeit in Räumen, besonders im Winter, und schlafen Sie bei offenem Fenster.

Nervosität, Gereiztheit

Wenn Sie nervös und leicht reizbar sind, lassen sich sicher Gründe dafür finden. Meistens machen die äußeren Umstände das Gefühl von Angst durch Überforderung aus. Durch die komplexe Vernetzung unserer Gedanken und Gefühle mit dem Körper ändert sich die Körperchemie, und wir fühlen uns unwohl, nicht mehr in unserer Mitte. Die Zitrone hat sich hervorragend bei chemischer Unausgewogenheit mit oder ohne körperlichen Störungen bewährt.

Heilanwendungen mit Zitrone

Trinken Sie die Heillimonade nach dem in Kapitel »Anwendungen« beschriebenen Schema und verzichten Sie in dieser Zeit auf jede andere Nahrung. Machen Sie das einen Nachmittag oder einen oder zwei Tage lang. Wenn Ihnen das kurzfristige Fasten mit Zitrone nicht zusagt, essen Sie in der Zeit nur Obst und Gemüse. Wenn Sie die Heillimonade süßen möchten, empfiehlt sich in diesem Fall Ahornsirup.
Zitronenöl, in die Haut eingerieben, wirkt tonisierend und ausgleichend auf geplagte Nerven. Kaufen Sie ein Zitronenkörperöl im Reformhaus oder stellen Sie es selbst her: Als Basisöl eignen sich am besten Mandel- oder Jojobaöl. Mischen Sie davon 100 ml mit 40 Tropfen Zitronenöl, schütteln Sie gut durch und heben Sie das Öl in einer Flasche aus braunem oder violettem Glas auf.
Generell entstressend wirkt Baldriantee mit Zitronensaft und Honig. Kochen Sie die Baldrianwurzel fünf Minuten, lassen dann zehn Minuten ziehen und würzen mit Zitrone und Honig.
Ein weiteres gutes Nervenmittel ist Apfel-Zitronentee: Schneiden Sie einen Apfel in Stücke und übergießen Sie ihn mit heißem Wasser. Lassen Sie 10 Minuten ziehen und geben Sie dann Zitronensaft und eventuell noch Honig dazu.

☞ Was Sie sonst noch tun können

➤ Nervosität kann zu einer Gewohnheit werden. Auch wenn die äußeren Gegebenheiten Sie scheinbar in die Enge treiben: Sie haben die Wahl, wie Sie ihnen begegnen. Setzen Sie Ihre Nerven an die erste Stelle. Es ist wirklich möglich, sich zu entscheiden, nicht mehr nervös und gereizt zu sein.

➤ Basilikumwein ist nicht nur ein Genuß, sondern entspannt auch und stärkt die Nerven. Er eignet sich zur kurmäßigen Einnahme bei häufiger nervlicher Abgespanntheit. Nehmen Sie 35 g frische Basilikumblätter und lassen Sie diese in 0,7 Liter Weißwein bei Zimmertemperatur ziehen. Drücken Sie beim Abseihen die Blätter gut aus. Wenn Sie möchten, können Sie dem Wein noch Honig nach Geschmack zufügen. Dann bewahren Sie ihn kühl auf und trinken davon vor dem Zubettgehen ein kleines Glas.

➤ Auf wundersam angenehme Art können Sie Ihre Nerven von tibetischen Klangschalen glätten, beruhigen und regenerieren lassen. Die Tibeter stellen diese Schalen zum Teil noch heute für religiöse und meditative Zwecke her. Klangschalen werden mit einem weichen Holz an ihrem Rand gerührt und mit einem harten Klöppel an ihrem Korpus angeschlagen, so daß ein ganzes Spektrum von Obertönen erklingt, die eine starke Heilkraft auf den Körper und besonders den Geist haben. Sie können diese Schalen auch auf Ihren Bauch oder Rücken legen, so daß die Schwingungen direkt in den Körper eindringen. Klangschalen erhalten Sie in alternativen Buchläden oder beim Obertonhaus in München.

Nierensteine

Einige Menschen nehmen ihre Nieren- oder Gallensteine mit in das Grab, ohne jemals von deren Existenz gewußt zu haben. Andere dagegen plagen sich immer wieder mit Schwierigkeiten beim Harnlassen, in die Leiste ausstrahlenden Schmerzen, einseitig auftretenden Krämpfen, Übelkeit und vor allem der Angst, operiert werden zu müssen. Vorbeugenden Maßnahmen kommt große Bedeutung zu. Wir begünstigen das Entstehen der Nierensteine, wenn wir hauptsächlich denaturierte Kost zu uns nehmen. Denn wenn wir Nahrung, wie zum Beispiel Spinat kochen oder anderweitig verarbeiten, verändern sich das darin enthaltene Kalzium und die Oxalsäure derart, daß sie nicht mehr in den Körper aufgenommen werden können, sondern ihm schaden. Diese Verbindungen, mit denen der Körper nichts anfangen kann, lagern sich leicht im Nierenbecken oder den Harnleitern ab. Übermäßiger Fleischgenuß ist für die seltener vorkommenden Harnsäuresteine verantwortlich. Der regelmäßige Verzehr von Zitronen beugt der Steinentstehung vor. Zitronensaft in höheren Dosierungen kann, begleitend zu medizinischen Verordnungen, sogar helfen, diese Steine aufzulösen.

Heilanwendungen mit Zitrone

Trinken Sie viel verdünnten Zitronensaft oder Heillimonade. Sie können die Wirkung der unten beschriebenen Teekur durch Zugabe von Zitronensaft in die Tees verstärken.
Für folgende Anwendungen brauchen Sie ein paar Tage oder aber ein paar Wochen Durchhaltevermögen: Nehmen Sie mehrmals täglich den Saft einer Zitrone in einem Glas heißen Wassers ein. Ergänzen Sie den Zitronensaft durch ein Glas gemischten Karotten-, Rote Bete- und Gurkensaft. Diesen trinken Sie dreimal täglich. Der Ernährungswissenschaftler Dr. Norman Walker kreierte dieses Rezept, das er als eines der besten Reinigungsmittel für Leber und Gallenblase, Nieren, Prostata und Geschlechtsdrüsen bezeichnet.

☞ **Was Sie sonst noch tun können**

▶ Auch hier gilt die alte Weisheit: Vorbeugung ist die beste Medizin! Besonders wenn Sie wissen, daß Sie zu Steinbildungen neigen, sollten Sie auf das Kochen oxalsäurehaltiger Speisen wie zum Beispiel Spinat und Rhabarber verzichten. Auch sonst können Sie sich überlegen, ob und wie Sie mit Lust und Genuß mehr rohe und für Sie verträgliche Nahrung in Ihren Speiseplan einbringen können, so daß der gekochte Anteil weniger wird.
▶ Bei Nierensteinen hat sich auch folgendes Rezept bewährt: Trinken Sie zunächst acht Tage lang Goldrutentee, damit der Stein mürbe wird. Dann trinken Sie acht Tage lang Breitwegerichtee. Verwenden Sie die ganze Pflanze samt Wurzel und Samen. Setzen Sie sie kalt an, lassen Sie alles zehn Minuten kochen, und seihen Sie ab.
▶ Allgemein hat sich bei Steinen die zusätzliche Einnahme von Magnesium und Vitamin B6 bewährt.
▶ Kleinere Nierensteine können auf natürliche Weise abgehen. Der Versuch lohnt, ihren Abgang zu unterstützen, indem man viel trinkt, hüpft, auf der Stelle springt und treppauf- und treppab hüpft.

Pilzerkrankungen

Sie können überall im Körper und auf der Haut auftreten. Egal, wo ihr Erscheinen bemerkbar wird, sie sind dann immer auch im Darmtrakt vorhanden. Bei einer reinen lokalen Mykosebehandlung der Haut oder Vagina beispielsweise, ist es gut möglich, daß es zu Rückfällen kommt, wenn nicht auch ganzheitlich und besonders der Darm therapiert wird. Davon profitiert

schließlich der ganze Mensch, denn wenn krankmachende Pilze sich im Körper ausbreiten durften, ist dies ein Zeichen, daß das Milieu im Körper einschließlich des Immunsystems nicht ganz auf der Höhe ist. Pilze sind keine »Buhmänner«, sondern Teil der Natur. In der freien Natur befallen sie nur geschwächte Organismen. Dem Menschen können sie sogar nützen, indem sie Schwermetallbelastungen binden und den Körper so vor deren Auswirkungen schützen. Darmpilze sind einem Chamäleon vergleichbar. Sie können sich hinter vielerlei Symptomen verstecken, zum Beispiel Verstopfung, Durchfall, Blähungen, Magenschmerzen, Heißhunger auf Süßes, Allergien, Übergewicht trotz Diät, Gelenkschmerzen, Depressionen, Libidoverlust, Vergeßlichkeit und vor allem Müdigkeit.
Süße Nahrungsmittel fördern Pilzerkrankungen, saure können Pilze abtöten. Jede Anti-Pilz-Kur ist ein Eingriff in liebgewonnene Ernährungsgewohnheiten – das tut manchmal weh. Offensichtlich war aber Ihre Ernährung nicht optimal, denn sonst würden Sie nicht unter Pilzbefall leiden.
Zitronensaft kurmäßig zu trinken, macht Spaß und hilft dem Darm und dem ganzen Stoffwechsel. Die Zitrone kann, wie jedes andere Pilzmittel, aber nur dann voll wirken, wenn Sie die unten folgenden Ernährungsvorschläge beachten. Wenn Sie stark unter Pilzen leiden, nehmen Sie bitte zusätzlich professionelle Hilfe in Anspruch.

Heilanwendungen mit Zitrone

Bei der Anti-Pilz-Kur mit Zitrone trinken Sie über mehrere Wochen jeden Morgen nüchtern den Saft einer Zitrone in einem Glas Wasser. Falls Ihr Magen das nicht verträgt, können Sie statt Wasser Milch nehmen. Kindern geben Sie eine halbe

Zitrone in einer halben Tasse Milch. Planen Sie dazu zwei bis vier oder auch mehr Wochen ein. Dann reduzieren Sie diese Dosis auf zweimal wöchentlich, um einem eventuellen neuerlichen Befall vorzubeugen.

Die grüne Papaya unterstützt die Wirkung von Zitronensaft. Raspeln Sie die Papaya mit der Schale – aber nur wenn sie ungespritzt ist – und geben Sie Zitronensaft und einen Apfel hinzu. So gut kann die Anti-Pilz-Kur schmecken!

Von der Mundhöhle gelangen Pilze immer wieder in den Darm. Das können Sie verhindern, indem Sie des öfteren Ihren Mund mit Zitronenwasser kräftig ausspülen.

Pilzbefall der Haut können Sie mit Zitronenessig behandeln. Das Rezept finden Sie unter dem Stichwort »Zellulitis«. Verwenden Sie ihn täglich entweder für Bäder, oder reiben Sie sich die Haut damit ab. Zusätzlich können Sie die befallenen Stellen mit purem Zitronensaft einreiben.

☞ Was Sie sonst noch tun können

➤ Wahrscheinlich wissen Sie schon, daß Sie Ihren Pilz mit Zucker und Weißmehl und allen Produkten daraus mästen. Wenn Sie das nicht tun, »schreit« er manchmal danach, um Sie zu veranlassen, Kuchen, Alkohol oder Schokolade zu verzehren. Beherrschen Sie sich also lieber in der Anfangszeit, und streichen Sie diese Dinge für vier Wochen komplett aus Ihrer Ernährung. Danach werden Sie sie nicht mehr so dringend »benötigen«. Nehmen Sie viel von dem zu sich, was der Pilz nicht mag: Zwiebeln, Knoblauch, Kümmel, Fenchel, Nachtkerzenöl, Olivenöl, Propolis, Meerrettich, Kapuzinerkresse und Lapachotee.

- Um Ihre Zahnbürste pilzfrei zu halten, können Sie sie über Nacht in ein halbes Glas Wasser legen, dem Sie fünf Tropfen Teebaumöl zufügen.
- Falls Sie noch Amalgamfüllungen im Mund tragen, lassen Sie diese austauschen.

Schnittwunden

Bei intakter Abwehrkraft reicht bei Schnittwunden die Anwendung der Zitrone zur Desinfektion voll aus, wenn Sie danach die Wunde vor Verschmutzung schützen.

Heilanwendungen mit Zitrone

Zitronensaft ist bei Schnittwunden, Abschürfungen und anderen kleinen Hautverletzungen ein wundervolles Antiseptikum. Tragen Sie ihn pur auf. Zuerst kann er ein wenig brennen, ist aber nicht wirklich schmerzhaft.
Um Wundheilung generell zu beschleunigen, brauchen Sie viel Vitamin C. Trinken Sie deshalb viel Zitronensaft, am besten in Form der Heillimonade (Kapitel »Anwendungen«).

☞ Was Sie sonst noch tun können

- Das älteste Heilmittel für Wunden liegt in uns selbst. Es ist der eigene Speichel, wie Sie vielleicht instinktiv wissen. Völlig unproblematisch können Sie Ihre Wunden belecken. Lassen Sie ihn dann auf der Wunde trocknen. Bespeicheln Sie Ihre Wunde, bis diese sich geschlossen hat.

▶ Spitzwegerich wächst auf fast jeder Wiese. Er wirkt blutstillend. Tauchen Sie seine Blätter kurz in kochendes Wasser, um sie dann auf die Wunde zu legen. Bei Bedarf müssen sie regelmäßig erneuert werden.

Schwangerschaft und Stillzeit

Für das Ungeborene ist die Schwangerschaft eine sehr wichtige Zeit, und als werdende Mutter verzichten Sie sicher auf Ihre eventuellen schlechten Gewohnheiten. Denn Rauchen, Alkohol und übermäßiger Verzehr von Zucker-, Milch- und Weißmehlprodukten kann zu Mineralstoffmangel und degenerativer Entwicklung des Kindes führen. Welch eine Verantwortung! Mit dem Verantwortungsbewußtsein wachsen die Schuldgefühle. Falls das bei Ihnen auch so ist, lautet meine Empfehlung dazu: Vergessen Sie Ihr schlechtes Gewissen und folgen Sie Ihrer Intelligenz und Ihrem Instinkt! Vom Instinkt wären aber die Gelüste nach toter Nahrung zu unterscheiden. Falls Sie solche überkommen, können Sie davon ausgehen, daß Ihre Körperchemie unausgewogen ist, oder daß Sie Pilze im Körper haben. Verwenden Sie dann regelmäßig die Zitrone, bewegen Sie sich an frischer Luft und geben Sie den Gelüsten eine Weile nicht nach. Dann werden sie verschwinden, und Sie finden in eine natürliche Balance zurück.

Die Zitrone erleichtert die Schwangerschaft oder Stillzeit ungemein, denn sie hilft dem Körper überall, wo er in dieser Zeit stark beansprucht wird. Sie unterstützt das Verdauungssystem, die Leber und die Nieren, sie reguliert den Blutdruck und stabilisiert den Kreislauf. Der Muttermilch liefert die Zitrone zusätzlich Vitalstoffe und verbessert so deren Qualität.

Heilanwendungen mit Zitrone

Achten Sie darauf, daß Sie immer eine ausreichende Menge frischer Zitronen im Hause haben, damit Sie sie in jeder Ihnen beliebigen Form und Menge verwenden können.

Machen Sie es sich zur Gewohnheit, während der ganzen Schwangerschaft und Stillzeit die Heillimonade (Kapitel »Anwendungen«) jeden Morgen beispielsweise aus einer Zitrone zuzubereiten, gegebenenfalls mit zur Arbeit zu nehmen und während des Vormittags zu trinken.

Bei Widerwillen gegen bestimmte Speisen schafft das Essen der Samen Abhilfe. Probieren Sie es aus. Heben Sie die Zitronensamen auf und kauen Sie sie mehrmals am Tag gut durch. Falls Sie nicht genügend Samen zusammenbringen, könnten Sie vielleicht im Bekanntenkreis um Unterstützung bitten.

Zitronenöl stärkt das Bindegewebe. Mischen Sie es mit einem Trägeröl (z.B. Mandel-, Jojoba- oder Olivenöl), und reiben Sie täglich mindestens einmal die sich dehnende Bauchhaut ein.

☞ Was Sie sonst noch tun können

➤ Auch der tägliche getrunkene Saft aus einem Kilo frisch gepreßter Karotten kräftigt die werdende Mutter und versorgt sie mit der ausreichenden Menge bestens verwertbaren Kalziums, so daß sie keine Schäden der Knochenstruktur oder der Zähne durch die Schwangerschaft befürchten muß. Karottensaft regt auch die Milchproduktion an. Während der Stillzeit gehen seine wertvollen lebendigen Inhaltsstoffe durch die Muttermilch auf das Kind über. Karottensaft sorgt mit viel Gemüse, Salaten und Früchten für strahlende Kinder und ebensolche Mütter.

- Lactisol ist ein Milchsäurepräparat, das durch seine Gesamtwirkung aus der Summierung der Einzelwirkungen von Milchsäure, Milchzucker, Mineralsalzen, Biokatalysatoren und Vitaminen ein großes Wirkungsspektrum hat: Es unterstützt das Immunsystem, wirkt Infektionen entgegen, reguliert den Säure-Basen-Haushalt, hat einen durchgreifenden milieuverbessernden Effekt, beispielsweise auf Darm- und Blasenflora, und ist ein Aufbaumittel. Erfahrungsgemäß reduziert es auch Brechreize während der Schwangerschaft auf ein Minimum und regt die Tätigkeit der Milchdrüsen an. Lactisol wird von Milchallergikern in der Regel gut vertragen, da es kein Milcheiweiß enthält. Es wird von der Firma Galactopharm hergestellt und ist in Apotheken erhältlich.
- Klänge können sich nicht nur auf die Seele, sondern auch auf den Körper ausgleichend und sehr heilsam auswirken. Die Obertöne tibetischer Klangschalen können für Sie und Ihr Kind ein besonderes Erleben werden, wenn Sie eine Schale auf Ihren wachsenden Bauch legen und anschlagen. Die Wirkungen der Töne werden dann von den Vibrationen der Schale begleitet, die jeder Zelle die Information von Frieden, Ganzheit und Schönheit übermitteln.

Schwermut und Traurigkeit

In den Kräuterbüchern des Tabernaemontanus aus der zweiten Hälfte des 16. Jahrhunderts steht geschrieben, daß Zitronensaft »nicht allein wider die innerliche Fäulung und das Gift sehr gut und kräftig« sei, sondern auch »gegen alle Traurigkeit und Schwermütigkeit des Hertzens und die Melancholey.« Kein Wunder, bei der Wirkung, die die Zitrone auf die Leber hat!

Wenn die Leber- und Gallenfunktion ungehemmt vonstatten gehen können, heben sich die Stimmung und der Energiepegel. Traurigkeit und Schwermut ohne äußeren Grund können körperlich durch eine träge Stoffwechsellage mit Übersäuerung mitbedingt sein. Dies ist meist ein Zustand, der sich über Jahre eingeschlichen und verfestigt hat. Hier halte ich es für ratsam, naturheilkundliche Hilfe in Anspruch zu nehmen, um genau festzustellen, wo im Körper anzusetzen ist.
Warten Sie nicht länger. Auch in scheinbar aussichtslosen Fällen haben sich folgende Anwendungen bewährt. Es gibt keinen Grund, der so gewichtig wäre, daß er einem das Leben auf Dauer schwermütig machen darf.

Heilanwendungen mit Zitrone

Beginnen Sie Ihren Tag mit einem Glas Zitronenmolke. Dazu pressen Sie den Saft der Zitrone in das Glas mit der Molke. Außerdem sollten Sie die Heillimonade (Kapitel »Anwendungen«) einnehmen. Ich empfehle, sie über vier Stunden am Tag im halbstündigen Wechsel mit Wasser zu trinken. Machen Sie das kurmäßig, bis Sie sich besser fühlen, es gibt keine zeitliche Begrenzung. Sie können diese Kur auch zweimal jährlich, im Frühjahr und Herbst, für jeweils einen Monat durchführen. Stimmungsaufhellend wirkt Zitronenöl in der Duftlampe.

☞ Was Sie sonst noch tun können

▶ »Wermut heilt Schwermut«. Tatsächlich reinigt und regt dieses Kraut nicht nur die Oberbauchorgane an, sondern hebt auch die Gemütslage. Bereiten Sie sich einen Tee aus

einer Menge, die Sie gerade mit drei Fingern fassen können und überbrühen Sie diese mit kochendem Wasser. Lassen Sie nur zwei Minuten lang ziehen. Diesen Tee trinken Sie am besten schluckweise über den Tag verteilt drei Wochen lang.
- ➤ Johanniskraut bringt Licht ins Leben. Nehmen Sie es als Tee oder als Tinktur ein. Bedenken Sie, daß es eine gewisse Anlaufzeit braucht, bis sich die Wirkung voll entfaltet.
- ➤ Täglich ein Glas Sauerkrautsaft oder Brottrunk hellt die Seele auf.
- ➤ Schwermut und Traurigkeit sind große, wesentliche Gefühle, die Sie, wenn sie hochkommen, unbedingt zulassen sollten. Wenn Sie akute Traurigkeit überkommt, laden Sie dieses Gefühl ein. Erlauben Sie sich, sich traurig zu fühlen. Bleiben Sie beim Genau-Hinspüren, ohne sich abzulenken oder zuviel zu denken, und erlauben Sie sich eventuelle Gefühlsausbrüche. Es mag eine Hilfe sein, wenn Sie die ersten Male, wenn Sie so mit hochkommender Trauer umgehen, allein sind oder mit einer unterstützenden Person zusammen sind. Es ist wichtig, daß Sie genau hinfühlen und nicht soviel denken. Dann werden Sie merken, daß das Gefühl, welches Sie Traurigkeit nannten, sich in jedem Moment anders anfühlt und sich ständig ändert. Es kann richtig spannend werden, wenn Sie sich so beobachten. Wenn Sie das konzentriert tun und sich nicht von Gedanken, die beweisen wollen, warum alles so schrecklich ist, wegtragen lassen, wird irgendwann der Moment kommen, in dem die Trauer weg ist. Kein wirklich zugelassenes und ausgefühltes Gefühl ist von Dauer. Sicher kann es wieder kommen, aber wenn Sie so damit umgehen können, kann Traurigkeit etwas sehr Schönes sein und sich in Ekstase wandeln.

Schwindel

Ein Schwindelgefühl kann beängstigend sein. Diese Störung der räumlichen Orientierung kommt im normalen Leben nicht vor, für den Betreffenden ist ihre Ursache oft unbegreiflich.
Ob er eine wirkliche Gefahr darstellt oder als weniger bedenkliche Erscheinung anzusehen ist, hängt von der Beschaffenheit der zugrundeliegenden Ursachen ab.
Schwindel mit kollapsartigen Erscheinungen oder mit Bewußtseinsstörungen gehören in stationäre Behandlung. Schwindel durch Fehlstellungen oder degenerative Veränderungen der Halswirbelsäule wird am besten mit physikalischen Maßnahmen behandelt.
Wenn Sie die Ursachen wiederholt auftretenden Schwindels abgeklärt haben und gegebenenfalls die zugrundeliegende Ursache behandeln lassen, können Sie zu Zitronen greifen. Diese wirken durchblutungsfördernd und vegetativ ausgleichend bei Schwindel in Verbindung mit Erregungszuständen oder hormonellen Umstellungen wie im Klimakterium.

Heilanwendungen mit Zitrone

Ganz schnell wirkt bei Schwindel mit akuter Übelkeit, wie auch bei Seekrankheit, das Lutschen an einer Zitrone.
Wenn Sie vom Schwindel überrascht werden, verfahren Sie folgendermaßen: Nehmen Sie zuerst einen Teelöffel »Kaiser-Natron« auf einen Viertelliter abgekochtes, noch heißes Wasser ein. Nach zehn Minuten trinken Sie dann den Saft einer halben Zitrone in einem Glas mit lauwarmem Wasser.
Gegen öfter auftretende Schwindelanfälle können Sie sich wappnen, indem Sie mit einem leckeren Zitrusgetränk vorsor-

gen: Zerschneiden Sie drei Zitronen und eine Orange und erhitzen Sie diese in einem Liter Wasser fast bis zum Kochen. Lassen Sie das Ganze 20 Minuten ziehen und geben Sie zwei Eßlöffel Honig hinzu. Davon trinken Sie dreimal täglich ein Likörglas.

☞ Was Sie sonst noch tun können

- Lassen Sie die Ursache Ihres Schwindels behandeln. Sollte bei Ihnen keine gefunden werden, dann tun Sie etwas für Ihre Gefäße. Wenn Sie eher nervös sind, sollten Sie mehr für Ihre Entspannung tun. Beachten Sie die Kapitel »Arteriosklerose« und »Nervosität«.
- Leiden Sie unter Schwindel, der mit niedrigem Blutdruck oder Reizbarkeit einhergeht, so können Sie sich dreimal täglich frisch einen Rosmarintee aus einem Teelöffel Rosmarin und einer Tasse kochendem Wasser bereiten. Lassen Sie zehn Minuten ziehen, bevor Sie abseihen.
- In allen Fällen von durch innere Ursachen hervorgerufenen Schwindelzuständen (außer bei schädigenden Hirnprozessen) helfen allgemein umstimmende Maßnahmen wie Bürstenmassagen der Haut, Wechselbäder und Spaziergänge in der Natur.
- Bei jeder Art von Schwindel tut es sehr, sehr gut, wenn Sie, möglichst im Freien oder am offenen Fenster, an frischer Luft tief und ruhig atmen. Halten Sie dabei die Augen offen und achten Sie auf eine ganz langsame Ausatmung. Das reichert den Körper nicht nur mit Sauerstoff an, sondern schafft auch einen beruhigenden Ausgleich.

Sonnenbrand

Welches Getränk eignet sich besser für heiße Tage als das Zitronenwasser? Es kühlt, hilft dem Körper, Schlacken auszuschwitzen und führt ihm das am besten verwertbare, weil natürliche, Vitamin C als Antioxidans zu. So werden die Schäden der Sonne, die durch ihre Bildung von sogenannten Freien Radikalen verursacht werden, abgeschwächt.

Heilanwendungen mit Zitrone

Die unangenehmen Folgen eines Sonnenbrandes können Sie lindern, indem Sie die hochroten, empfindlichen Stellen mit einem Gemisch aus zwei Teilen Buttermilch und einem Teil frischem Zitronensaft bestreichen und möglichst über Nacht einwirken lassen.
Ein Zitronensaftgetränk erfrischt nicht nur bei Hitze, sondern lindert auch Sonnenstich. Allerdings ersetzt es keinen Arzt!

☞ Was Sie sonst noch tun können

- ➤ Nehmen Sie ein Bad in lauwarmem Wasser, dem Sie ein bis zwei Beutel Kaiser-Natron (Drogerie, Apotheke) zufügen. Oder tauchen Sie ein Handtuch in eine Natron-Lösung und legen es eine Viertelstunde auf die schmerzende Stelle.
- ➤ Sie beugen dem Sonnenbrand besser vor, wenn Sie sich in der Sonne bewegen, anstatt in ihr zu schmoren. Der natürlichste Sonnenschutz ist nämlich der Schweiß. In ihm ist ein Stoff enthalten, der die Haut vor den schädigenden Anteilen der Sonnenstrahlen schützt.

Übergewicht

Wenn Sie schon öfter versucht haben, sich von überschüssigen Pfunden zu befreien und der dauerhafte Erfolg mehr oder weniger ausgeblieben ist, bringt Sie vielleicht die Klarheit, warum das immer wieder so passiert ist, weiter.
Als Hauptgrund für das Abbrechen von Diäten steht scheinbar mangelnde Disziplin im Vordergrund. Tatsächlich aber wird die Körperchemie während Diäten mit toxischen Produkten und Säuren, die sich aus dem dahinschmelzenden Fettgewebe lösen, überschwemmt. Ferner kann noch dazukommen, daß nicht genug Mineralien für deren Abtransport zur Verfügung stehen. Und so schreit der Körper nach Nahrung, um diesen Zustand zu beenden, und Ihnen fehlt (zum Glück?) die Disziplin, ihn daran zu hindern. Helfen Sie Ihrem Körper mit Zitronen! Sie regen die Funktion der Verdauungs- und Stoffwechselorgane an und beschleunigen den Zellstoffwechsel. Außerdem hebt sich durch Zitronenanwendungen das Energieniveau, wodurch weitere Fettdepots aufgelöst werden. Die Erfahrung hat gezeigt, daß bei Reduktionsdiäten mit Hilfe von Zitronen das Gesicht nicht einfällt, so daß man nicht entsetzt zu hören bekommt: »Wie siehst Du denn aus!«, sondern die Polster am Körper verschwinden, das Gesicht dabei aber schön bleibt.

Heilanwendungen mit Zitrone

Zunächst gilt: Wenn Sie sich nach etwas Süßem sehnen, essen Sie statt dessen eine Zitrone! Trinken Sie viel Zitronensaft. Am besten bereiten Sie die Heillimonade wie im Kapitel »Anwendungen« beschrieben und trinken diese rhythmisch ein paar Stunden jeden Tag.

Gute Ergebnisse erzielte auch ein Patient, der es wissen wollte, indem er morgens und abends jeweils den Saft von drei Zitronen mit nur wenig Wasser zu sich nahm. Nebenbei erzielte er eine enorme Verbesserung seiner Kondition. Diese Menge so konzentriert einzunehmen, ist aber nur bei einer Abmagerungskur im Rahmen einer vom Heilpraktiker oder Arzt begleiteten Kur ratsam, da es dabei wichtig sein kann, die Stoffwechselfunktionen im Auge zu behalten.

Mädesüßtee verstärkt die fettschmelzenden Wirkungen von Zitronen. Sie können einen Eßlöffel der getrockneten Pflanze mit einer Tasse Wasser überbrühen und über Nacht ziehen lassen. Morgens geben Sie dann den Saft von einer Zitrone hinzu und trinken ihn am besten auf nüchternen Magen.

☞ Was Sie sonst noch tun können

➤ Gehen Sie bewußter mit Ihren Eßgewohnheiten um, beobachten Sie, wie, wann und wo Sie essen, und welche eventuellen emotionalen Löcher Sie zu stopfen versuchen. Die Bestandsaufnahme dieser Art verlangt Ehrlichkeit.

➤ Vielleicht ist es für Sie an der Zeit, Abstand von sämtlichen Diäten zu nehmen und sich der für Sie passenden Diätetik zuzuwenden. Einen dauerhaft gesunden und schlanken Körper behalten Sie nur, wenn Sie sich richtig ernähren. Für die Übergangszeit, in der Sie abspecken möchten, hat es sich bewährt, wenig Obst, viel leicht verdauliches rohes Gemüse und sehr viel schonend gedünstetes Gemüse mit Kartoffeln und gelegentlich Getreide zu verzehren.

➤ Streß verzögert und behindert den Verdauungsprozeß, denn die Verdauungssäfte von Magen, Bauchspeicheldrüse, Zwölffingerdarm und die Galle fließen nur bei entspannter

Gemütslage. Wenn Sie nach einem hektischen Tag essen möchten, setzen Sie sich zehn Minuten vor dem Essen mit einem Glas Wasser hin, trinken es in kleinen Schlückchen und entspannen sich dabei. Wenn Sie dann essen, werden Sie besser mit Ihrem Körper in Kontakt sein und seine Signale besser wahrnehmen können.

➤ Treiben Sie Sport oder gehen Sie erst einmal spazieren, wenn Gelüste Sie überkommen. Es ist gut möglich, daß sie verschwinden. Seien Sie sich auch ganz einfach darüber im klaren, daß, wenn Sie nicht so oft in der Küche »herumhängen«, auch nicht so viel an Ihnen hängen bleibt!

➤ Bei einem Experiment hat sich herausgestellt, daß Menschen doppelt soviel essen, wenn sie im grellen Licht sitzen, als bei schummriger Beleuchtung.

Venenleiden

Wenn sich Blut in den Venen staut, können sie aussacken und Krampfadern bilden. Die Venenwände können sich auch entzünden. Eine Venenschwäche zeigt sich zunächst durch schwere, müde Beine, manchmal auch Kribbeln und durch Anschwellen der Haut an Fuß und Unterschenkeln durch Wasserübertritt in das umliegende Gewebe, die sogenannte Ödembildung.

Zitronensaft verbessert die Fließeigenschaften des Blutes und sorgt somit für eine geringere Belastung der Blutgefäße. Durch die in der Zitrone enthaltenen Bioflavonoide, besonders durch den Hesperidinkomplex, wird die Gefäßwand gestärkt und der Ödembildung vorgebeugt.

Heilanwendungen mit Zitrone

Nehmen Sie viel und regelmäßig Zitronensaft zu sich, am besten in Form der Heillimonade (Kapitel »Anwendungen«).
Für Ihre Beine ist es eine Wohltat, wenn Sie sie mit Zitronenöl einreiben. Dazu mischen Sie 100 ml eines beliebigen Trägeröls mit 40 Tropfen Zitronenöl.
Falls Ihre Beine schmerzen, spricht das für eine Entzündung, die abgeklärt werden muß. Linderung verschafft Ihnen eine Quarkpackung mit Zitrone. Verrühren Sie die benötigte Quarkmenge mit dem Zitronensaft, der noch das Fruchtfleisch enthält. Tragen Sie die Packung auf die schmerzende Stelle und großzügig darum herum auf und lassen Sie sie so lange einwirken, bis sie trocken ist. Diese Anwendung können Sie auch mehrmals hintereinander wiederholen.

☞ Was Sie sonst noch tun können

- ➤ Laufen und Liegen sind günstig für Ihre Venen. Vermeiden Sie langes Stehen und Sitzen; gehen Sie zwischendurch immer wieder einmal auf und ab. Spaziergänge und Wanderungen sind ein gutes Training für Ihre Beine.
- ➤ Legen Sie Ihre Beine hoch, so oft es geht. Wenn Sie von einem für die Venen anstrengenden Tag nach Hause kommen, ist es sehr erleichternd, wenn Sie sich auf den Rücken legen und die Beine schräg nach oben an die Wand lehnen.
- ➤ Um Ihr Bindegewebe zu stärken, können Sie Kieselsäure verwenden. Dafür eignet sich rohe Hirse vortrefflich. Sie erhalten sie als Flocken im Reformhaus oder Sie mahlen sie selbst frisch. Essen Sie sie sechs bis acht Wochen regelmäßig zum Beispiel als Morgenmüsli.

Wasseransammlungen im Gewebe

Ödeme sind die Folge von Blutstauungen. Dabei tritt Flüssigkeit in das Gewebe aus und sammelt sich, dem Gesetz der Schwerkraft folgend, abgesehen von den Körperhöhlen in den Beinen an. So entstehen die müden, schweren und »dicken« Beine. Charakteristisch ist auch das Zurückbleiben einer Delle, wenn Sie mit dem Finger auf die Stelle drücken. Die Ursachen für den Blutstau sind sehr vielseitig, und Sie sollten die bei Ihnen zutreffenden kennen.
Die Zitrone kann bei allen Formen von Wasseransammlungen eingesetzt werden, da sie hilft, das wasserbindende Kochsalz auszuscheiden. Auch verbessert sie die Blutfließeigenschaften und unterstützt damit die Nieren, das Herz, die Venen und das Lymphsystem, so daß das Wasser im Körper im Fluß bleiben kann und nicht mehr in der Peripherie »versacken« muß.

Heilanwendungen mit Zitrone

Nehmen Sie den puren Zitronensaft teelöffelweise ein. Wie viel und wie oft, bleibt Ihnen überlassen. Als Ausgangsdosierung eignet sich der Saft einer halben Zitrone, alle drei Stunden eingenommen.
Auch eine Zitronenmolke wird Ihnen guttun. Molke unterstützt die Wirkung der Zitrone durch ihren hohen Kaliumgehalt. Zudem passen Molke und Zitrone geschmacklich gut zusammen. Bestimmen Sie auch hier die Mengen selbst, die Sie insgesamt benötigen.

☞ Was Sie sonst noch tun können

➤ Wahrscheinlich wissen Sie schon, daß Sie auf Kochsalz verzichten sollten und tun es auch. Achten Sie auch auf versteckte Salze. Fast alle Fertigprodukte enthalten zuviel Salz.
➤ Ferner eignet sich folgender Tee zur natürlichen Entwässerung: Setzen Sie auf einen Liter Wasser einen Eßlöffel Zinnkraut, eine Handvoll Petersilie und 25 Wacholderbeeren kalt an. Erhitzen Sie sie dann langsam bis nahe an den Siedepunkt, es soll aber nicht kochen. Seihen Sie dann sofort in ein Porzellangefäß ab. Trinken Sie von diesem Tee eine Tasse nüchtern und den Rest im Laufe des Tages.
➤ Entwässernd wirken auch die Gemüsesorten Rettich, Meerrettich, Zwiebeln, Brunnenkresse, Fenchel, Spargel, Rotkohl, Wirsing und Lauch.

Wurmkrankheiten

Es gibt viele verschiedene Wurmspezies, die sich beim Menschen einnisten können, meistens haben wir es jedoch mit Maden- und Spulwürmern zu tun. Mangelnde Hygiene im Umgang mit Nahrungsmitteln ermöglicht es den Würmern oder deren Eiern, in den Verdauungsapparat einzudringen, während ein geschwächtes Darmökosystem ihre Einnistung und Ausbreitung begünstigt.
Wurmbefall wird zu Unrecht als Plage der Vergangenheit angesehen – er kommt auch heutzutage häufig vor. Die auf Wurmbefall hindeutenden Symptome sind unspezifisch und oft nicht eindeutig zuzuordnen: Reizbarkeit, Ruhelosigkeit, Gewichtsabnahme, manchmal etwas Bauchschmerzen, Durchfälle, bei Madenwürmern Jucken am After. Oft gibt es keine Symptome.

Wenn Sie bei sich einen leichten bis mittleren Wurmbefall vermuten, können Sie die nachfolgend beschriebene Wurmkur durchführen, zwei Wochen warten und dann zur Kontrolle eine Stuhlprobe und einen Abstrich durchführen lassen.
Diese Kur läßt sich gut mit anderen naturheilkundlichen Maßnahmen kombinieren.

Heilanwendungen mit Zitrone

Für diese Kur sollten Sie einen freien Tag wählen, an dem Sie nach Möglichkeit auch fasten sollten. Die Wurmkur besteht aus drei Schritten:
Trinken Sie zunächst Zitronen-Karottensaft. Dazu entsaften Sie ein bis zwei Kilo Karotten (je nach Ihrer Körpergröße) und geben eine geschälte Zitrone pro Kilo Karotten mit in den Entsafter. Trinken Sie schluckweise langsam alles auf einmal aus.
Zwei Stunden später nehmen Sie eine Mischung aus einem Eßlöffel Rizinusöl und zwei Eßlöffeln purem Zitronensaft ein. Daraufhin sollte es zu kräftigem Stuhlabgang kommen.
Zusätzlich empfiehlt sich danach, bzw. abends, ein Knoblauch-Zitronen-Einlauf: Dazu kochen Sie 100 g Knoblauch in einem Liter Wasser, lassen es abkühlen, seihen ab und geben den Saft einer Zitrone hinzu. Versuchen Sie, die Mischung möglichst tief in den Darm zu führen und belassen Sie sie dort so lange wie möglich. Wiederholen Sie diese Kur nach einer Woche.
Auch die Blätter des Zitronenbaumes sollen entwurmend wirken. Damit habe ich jedoch in meiner Praxis keine Erfahrungen sammeln können.

☞ Was Sie sonst noch tun können

➤ Achten Sie mit äußerster Sorgfalt auf gründliche Körperhygiene, waschen Sie sich die Hände vor jedem Essen und nach jedem Gang zur Toilette.
➤ Gemüse, Salat, Obst und besonders Beerenfrüchte, also alles, was möglicherweise einer Kopfdüngung ausgesetzt wurde, kann lebensfähige Spulwurmeier einschleppen. Waschen Sie diese Vegetabilien besonders gründlich, vor allem, wenn Sie sie roh verzehren möchten.
➤ Wurmtreibende Eigenschaften besitzen auch rohe Zwiebeln und Kürbiskerne, die Sie täglich essen können.

Zahnfleischerkrankungen

Der gefürchtete Zahnfleischschwund geht oft mit einem entzündeten Zahnrand einher, der manchmal blutet, wobei sich das Zahnfleisch allmählich zurückbildet und den Zahnhals bloßlegt. Und dann fängt der Zahn zu wackeln an.
Veranlagung, Übersäuerung, Zahnfehlbelastungen, Knirschen mit den Zähnen im Schlaf und Zahnstein durch zu viele Bakterien in der Mundhöhle begünstigen diese Erkrankung. Öfter als wir vermuten, mangelt es dem Körper an lebendiger Nahrung, allem voran an Vitamin C. Dieser Zustand wird zu Recht als milde Form des Skorbut bezeichnet. Hier mindert das natürliche und am besten verwertbare Vitamin C der Zitrone nicht nur vorhandene Schäden und beugt weiterem Verfall vor, sondern ernährt auch den latent unterversorgten Körper.

Heilanwendungen mit Zitrone

Nehmen Sie einige Wochen lang dreimal täglich ein Glas Wasser mit dem Saft einer Zitrone zu sich. Falls Ihre Zahnhälse auf diese Konzentration empfindlich reagieren, verdünnen Sie den Zitronensaft stärker oder verwenden Sie einen Strohhalm zum Trinken.
Das Zitronen-Knoblauch-Elixier hat sich bei Zahnfleischerkrankungen sehr bewährt. Wie Sie es herstellen und kurmäßig anwenden, erfahren Sie unter dem Stichwort »Arteriosklerose«. Die betroffenen Zahnhälse können Sie direkt mit der inneren, weißen Seite der Zitronenschale abreiben. Die darin enthaltenen Bioflavonoide kräftigen das Zahnfleisch.

☞ Was Sie sonst noch tun können

- ➤ Ernähren Sie sich vitalstoffreicher, achten Sie vor allem auf eine reichliche Vitamin-C-Versorgung.
- ➤ Viel Vitamin C enthält auch der Meerrettich, der zugleich das Zahnfleisch kräftigt, wenn Sie eine Weile auf einem kleinen Stück der Wurzel kauen.
- ➤ Bei Entzündungen helfen Mundspülungen mit Salbei- oder Pfefferminztee. Sie können auch mit fünf Tropfen Teebaumöl auf ein halbes Glas Wasser spülen.
- ➤ Propolis, der Bienenkitt, ist ein sehr wertvolles Produkt der Bienenvölker und vermag auch bei menschlichen fortgeschrittenen Problemen mit der Festigung des Zahnfleisches außerordentlich kittend zu wirken. Bei folgender Anwendung kann es auch selbst dann noch erfolgreich sein, wenn der Zustand bereits bedenklich wackelig geworden ist: Besorgen Sie sich Propolis in Pulverform. Manchmal ist es

nur in Kapseln erhältlich. Dann kaufen Sie eben diese und öffnen sie zur Anwendung: Kauen Sie einen halben Teelöffel des Pulvers oder den Inhalt einer oder zweier Kapseln kurz durch, so daß es eine leicht wachsartige Konsistenz annimmt. Dann drücken und schmieren Sie sich die kittende Masse an die gefährdeten Zahnhälse und belassen sie dort über Nacht, damit sie gut einwirken kann.

Zellulitis

Will »frau« ohne solche Mißlichkeiten leben, müssen die Ursachen ihrer Zellulitis ermittelt und abgestellt werden. Zellulitis ist eine Besonderheit des weiblichen Stoffwechsels, so wie es die Glatzenbildung beim männlichen ist. In beiden Fällen ist der Organismus übersäuert. Bei den betroffenen Frauen werden die überschüssigen Säuren neutralisiert, und die somit gebildeten Salze, im Volksmund Schlacken genannt, werden in Hüften, Gesäß, Bauch, Oberarmen und besonders in den Oberschenkeln abgelagert.
Dieser Zustand ist nur dann zu verbessern, wenn konsequent über Monate hinweg Säuren aus Genußmitteln und Fehlernährung drastisch reduziert werden, die Säurequelle »Darm« saniert wird, und wenn innerer Streß nachläßt. Das ist gar nicht so schwierig, wie Sie vielleicht denken mögen, es ist vielmehr eine Frage der Information und Überlegung, wie Sie sich entsäuern können und sich neue, bessere Gewohnheiten aneignen. Die Zitrone ist ein Meisterreiniger für das Gewebe schlechthin und wirkt zudem sehr basisch.

Heilanwendungen mit Zitrone

Trinken Sie die Zitrone in beliebiger Weise. Die Hauptsache ist, daß Sie sie regelmäßig über einen längeren Zeitraum anwenden. Idealerweise geschieht das mit der Heillimonade (siehe Kapitel »Anwendungen«).
Mit ausgiebigen Zitronenessigbädern werden Säuren und Schlacken über die Haut ausgeleitet. Zitronenessig können Sie selbst herstellen: Nehmen Sie drei ungespritzte Zitronen, waschen diese gründlich und schälen oder reiben Sie die Schalen hauchfein ab, ohne das Weiße zu erwischen. Wenn das Weiße mit in den Essig käme, könnte es leicht zu Gärung kommen. Geben Sie die Zitronenschalen in eine Flasche mit breiter Öffnung und gießen Sie einen Liter Obstessig dazu. Lassen Sie die Mischung gut verschlossen 14 Tage in der Sonne oder an einem warmen Platz stehen. Danach seihen Sie den fein duftenden Essig ab. Wenn Sie den Duft des Zitronenessigs noch intensivieren möchten, können Sie ein paar Tropfen Zitronenöl in Alkohol oder Öl lösen und dieses dem fertigen Zitronenessig beigeben. Gießen Sie einen viertel Liter von dem Zitronenessig in Ihr Badewasser, in dem Sie sich nun lange, zwischen 30 und 120 Minuten aufhalten können. Dieses Bad, das Sie so oft anwenden können wie Ihnen beliebt, wirkt auch leicht desinfizierend und desodorierend auf die Körperhaut, es klärt und erfrischt angenehm.
Zitronenöl entschlackt und strafft das Hautbindegewebe. Für die Massage Ihrer betroffenen Stellen mischen Sie Zitronenöl mit einem beliebigen Trägeröl (z.B. Mandel-, Jojoba- oder Olivenöl). Um die Wirkung zu optimieren, dosieren Sie den Anteil des Zitronenöls nicht zu sparsam! Dieses Öl belebt den ganzen Organismus. Profitieren Sie davon, indem Sie sich vor allem morgens damit einreiben.

☞ Was Sie sonst noch tun können

- ➤ Den Entschlackungseffekt der Zitronenessigbäder können Sie durch Bürstenmassagen unterstützen.
- ➤ Beginnen Sie den Tag morgens nüchtern mit einem Glas lauwarmen Wassers. Achten Sie auf Ihre vital- und mineralstoffreiche und möglichst vegetarische Ernährung. Meine Erfahrung hat gezeigt, daß selbst diese zu Beginn nicht ausreicht, um gelöste Säuren zu neutralisieren. Daher möchte ich die zusätzliche Einnahme von basischen Mineralien empfehlen, wie sie in den Präparaten »Entsäuerungssalz Dr. Bösser« oder »Rebasit« enthalten sind.
- ➤ Massagen, Roller, Lymphdrainagen usw. unterstützen die Ausleitung gelöster Schlacken.
- ➤ Eine Darmsanierung schafft die besten Voraussetzungen zur Ablösung und Ausleitung der Schlacken aus Darm und Gewebe und rückt den Erfolg der Behandlung von Zellulitis schneller in absehbare Nähe.

ANHANG

Der Meister-Reiniger: Fasten mit Zitrone, Ahornsirup und Cayennepfeffer

Diese Kur ist altbekannt, beliebt und bewährt. Während der Kurdauer von zehn Tagen nehmen Sie nichts anderes zu sich als täglich sechs bis acht Gläser der folgenden Zubereitung:
Verrühren Sie zwei Eßlöffel Zitronensaft (zirka eine halbe Zitrone) mit zwei Eßlöffeln Ahornsirup und einer Messerspitze Cayennepfeffer in 300 ml Wasser.
Generell wird Fasten als königliches Heilmittel bezeichnet, weil das Verdauungssystem geschont und regeneriert wird und Schlacken im Bindegewebe zwischen den Zellen mobilisiert und ausgeschieden werden können.
Fasten mit Zitrone verstärkt diesen Effekt des Fastens und liefert dem Körper zusätzlich Energie. Die meisten Menschen fühlen sich während der Zeit fit und wohl und brauchen ihre Arbeit nicht zu unterbrechen. Das Gefühl von Entbehrung tritt in der Regel nicht auf. Das läßt sich aus dem für diese Zeit ausreichenden Nähr- und Vitalstoffgehalt der Zitrone, des Cayennepfeffers und des Ahornsirups erklären. Sie brauchen also keine zusätzlichen Nahrungsergänzungsmittel einzunehmen, im Gegenteil: Sie würden den Reinigungsprozeß verlangsamen. Beschränken Sie auch Ihre Medikamenteneinnahme auf das nötigste.
Es ist ganz wichtig, in dieser Zeit den Darm durchzuputzen. Nehmen Sie dazu jeden Morgen einen gestrichenen Teelöffel Magnesiumsulfat auf genau 250 ml Wasser ein. Magnesiumsulfat zieht wie ein Magnet Lymphflüssigkeit und mit ihr aus dem Zwischenzellgewebe gelöste »Altlasten« in den Darm und

reinigt ferner den Darm selbst. Informieren Sie sich dazu auch unter dem Stichwort »Darmsanierung«.

Bei manchen Leuten treten an einigen Tagen der Kur Unpäßlichkeiten, Schwächegefühle oder eine Verstärkung ihrer Beschwerden auf. Dies passiert, nachdem sich Giftstoffe gelöst haben, aber noch nicht ausgeschieden worden sind. Dies ist kein Grund zur Beunruhigung, sondern ein Grund mehr, sich Ruhe zu gönnen.

Jede Regel hat Ausnahmen. Trotz der wahrhaft königlichen Vorzüge des Fastens möchte ich darauf hinweisen, daß Fastenkuren, gleich welcher Art, bei Menschen, die Probleme mit dem Essen haben, diese verstärken können, wenn sich beim Fasten eben doch das Gefühl des Entbehrens einstellt. Sie beginnen später oft völlig unausgeglichen zu essen.

Für Menschen jedoch, die in dieser Hinsicht gefestigt sind und abnehmen möchten, handelt es sich hier um eine hervorragende Abmagerungskur. Übergewichtige verlieren bis zu einem Kilo Fett am Tag. Aber auch für schlanke Menschen ist die Kur bestens geeignet – sie verlieren nichts, was ihr Körper noch brauchen könnte und nehmen manchmal schon gegen Ende der Kur wieder zu. Die Kur können Sie ein- bis dreimal im Jahr wiederholen.

Der Übergang vom Fasten mit Zitrone zu normaler Ernährung ist sehr wichtig. Planen Sie weitere zehn Tage für den allmählichen Nahrungsaufbau ein, in denen Sie hauptsächlich frische Säfte, Salate, Früchte und Gemüse zu sich nehmen.

Wenn Sie sich während der Kur die Zeit nehmen können, verstärkt in sich zu gehen, zu meditieren, dann erleben Sie einen Läuterungsprozeß, durch den Sie sich frischer, jünger und elastischer fühlen werden. Sie werden besser aussehen und die Welt wieder mit klaren Sinnen empfinden.

Literaturverzeichnis

Bragg, Dr. Paul. *Wasser, das größte Gesundheitsgeheimnis.* Ritterhude: Waldthausen-Verlag 1999.
Osho. *Meditation: Die erste und letzte Freiheit.* Köln: Osho-Verlag 1998.
Schwammberger: Adolf. *Vom Brauchtum mit der Zitrone.* Nürnberg: Spindler-Verlag 1965.
Seeger, Dr. med., Dr. sc. nat. Paul Gerhardt. *Zitronensäure – Ein wichtiger Zellatmungsaktivator.* Sanum Post 2/88, 3/88.
Walker, Dr. Norman. *Frische Frucht- und Gemüse-Säfte.* München: Goldmann 1995.

Bezugsquellen

- Der Stuplich Topf wird hergestellt und vertrieben von seinem Erfinder
  Rai Stuplich
  Görgenstraße 7
  56068 Koblenz

- Tibetische Klangschalen erhalten Sie vom
  Obertonhaus Müller & Ankly
  Pestalozzistr. 30
  80469 München
  Tel.: (089) 26 77 72

- Hersteller von Geräten zur Wasserreinigung erfahren Sie über den
  Fit Fürs Leben Informationsdienst
  Stendorfer Straße 3
  27718 Ritterhude

Ihnen, liebe Leserinnen und Leser, wünsche ich, daß die Rezepte und Heilanwendungen, die Sie in diesem Buch erhalten, Ihnen helfen, gesundheitliche Beschwerden und Krankheiten zu überwinden.

Ihre Ulrike Henning

Falls Sie weitere Informationen benötigen, zögern Sie nicht, sich direkt an mich zu wenden:

Ulrike Henning
Heilpraktikerin
Söckinger Str. 10
82319 Starnberg
Tel.: (0 81 51) 7 35 51
Fax: (0 81 51) 7 35 91

Das kostenlose Peter Erd-Gesamtverzeichnis
erhalten Sie direkt vom Verlag.
Schreiben Sie uns, rufen Sie an oder faxen Sie uns
Verlag Peter Erd
Gaißacher Str. 18
81371 München
Tel.: (089) 725 30 04
Fax: (089) 725 01 41

Monika Heier

ABC der Kamille

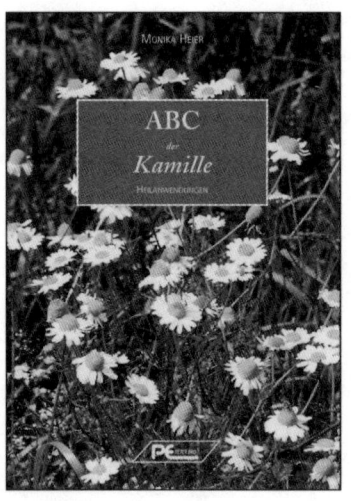

- Das reiche Wirkungsspektrum nach Symptomen geordnet

- Übersichtlichkeit durch A–Z-Gliederung

- Zusätzliche Tips aus anderen Bereichen der Naturmedizin

Kartoniert, 14 x 20,5 cm
128 Seiten
ISBN 3-8138-0509-3

Bücher aus dem Peter-Erd-Programm finden Sie im Buchhandel. Fordern Sie das kostenlose Gesamtverzeichnis an bei:
Verlag Peter Erd
Gaißacher Str. 18
81371 München
Tel. (089) 7 25 30 04
Fax (089) 7 25 01 41

Kaum eine andere Pflanze nimmt in der Heilkunde eine solch hervorragende Stellung ein wie die Kamille – sie ist in Volksheilkunde und Schulmedizin gleichermaßen beliebt.
Tatsächlich ist die »Blume des Sonnengottes« der alten Ägypter aus der Heilkunde nicht mehr wegzudenken: Sie hilft u.a. bei Entzündungen, Krämpfen, Verletzungen und Schmerzen – und das ebenso sanft wie wirksam!